la clave está en la
digestión

Título original: *Que du bon pour mon intestin*

Primera edición: enero de 2017

© 2016, Hachette Livre Éditions Marabout
© 2017, Penguin Random House Grupo Editorial, S. A. U.
Travessera de Gràcia, 47-49. 08021 Barcelona
© 2017, Marta Cabanillas, por la traducción

Printed in Spain – Impreso en España

ISBN: 978-84-16449-76-7
Depósito legal: B-19798-2016

Compuesto en M. I. Maquetación, S. L.

Impreso en Gráficas 94, S. L.
Sant Quirze del Vallès (Barcelona)

D O 4 9 7 6 7

Penguin
Random House
Grupo Editorial

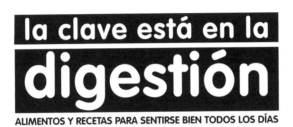

la clave está en la
digestión

ALIMENTOS Y RECETAS PARA SENTIRSE BIEN TODOS LOS DÍAS

Lene Knudsen

Grijalbo

Introducción

A mi salud y a mí nos costó llevarnos bien desde la infancia. Poco a poco conseguí manejarla, pero hicieron falta muchos años para que hiciésemos las paces. Cuando cumplí los treinta y cinco, volví a clase para estudiar dietética, y entonces nos reconciliamos y empecé a sentirme a gusto con mi cuerpo.

La escuela de dietética fue el detonante que tanto había esperado y me permitió comprender cuánto influye en nosotros lo que comemos. Y, lo que es más importante, nos plantea una pregunta fundamental: ¿nuestro sistema digestivo absorbe correctamente los alimentos que ingerimos? Plantearme estas cuestiones y descubrir cómo funciona mi cuerpo me supusieron una auténtica resurrección.

Mi madre me ha contado que, desde que llegué con tres meses a Dinamarca gracias a la cigüeña internacional, fui una niña enfermiza. Por más que me cuidaran y tomase medicamentos convencionales, mi mejoría no duraba mucho tiempo. Encadenaba penosos períodos de un eccema severo que me cubría todo el cuerpo: por la noche me rascaba hasta hacerme sangre y tenía unas dolorosas costras que se agrietaban y ardían bajo la ducha. Fue entonces cuando me confirmaron que era asmática, así como alérgica al polen y a los animales. Una dermatóloga-alergóloga me realizó varias pruebas y me diagnosticó una serie de alergias alimentarias cada vez más numerosas. En aquel momento, mi mundo se redujo muchísimo, y mi alegría interior también.

De niños, nos adaptamos enseguida a cualquier situacion. Mis padres siguieron los consejos de nuestro médico de familia sin cuestionarlos en ningún momento (en los años ocheta y noventa no se tenía acceso a tanta información como ahora). En aquella época, el médico opinaba que todo se normalizaría al alcanzar la edad adulta, con la regularización hormonal. Durante dos décadas, me embadurné con cremas de cortisona y seguí incontables tratamientos antihistamínicos. Sin embargo, la adolescencia no vino acompañada de ninguna curación milagrosa: las continuas infecciones urinarias y los antibióticos constantes provocaron otras penosas patologías. Te ahorraré los detalles, pero aprovecho para darte un consejo: si quieres mantener intacta tu flora íntima e intestinal, toma probióticos o levadura *Saccharomyces boulardii* simultáneamente a un tratamiento con antibióticos. Debido a la ingesta excesiva de estos últimos desarrollé una resistencia a la mayoría de ellos, como a veces sucede. ¡Un auténtico círculo vicioso!

Mi peso cayó en picado y mi morfología sufrió las consecuencias. Mi entorno más cercano pensaba que sufría anorexia, pues comía muy poco y estaba extremadamente delgada; pero no era anoréxica ni bulímica (a este respecto, recientes estudios han demostrado que la deficiencia de zinc tiene un papel significativo en esta compleja patología). En retrospectiva, puedo afirmar que la pérdida de peso y los trastornos nerviosos se debían a una mala absorción de los nutrientes a través de las vellosidades del intestino delgado (volveré a ello más tarde), provocada por las intolerancias alimentarias y las diarreas.

Mi madre dice que, ya desde muy pequeña, yo me quejaba de mis digestiones pero no me acuerdo de ello. En cambio, sí que recuerdo que, tras las comidas familiares, mientras los demás seguían en la mesa, yo me refugiaba, exhausta, en el sofá por culpa de una digestión difícil. No se trataba de algo ocasional, sino de un comportamiento digno de Garfield (ese gato aletargado): durante años echada en el sofá después de comer. No tardaron en colgarme la etiqueta de «asocial».

Pasó el tiempo y llegué a París. Como trabajaba en la cocina de una Meca del bienestar, toda una institución de la comida ecológica, me deleitaba con platos saludables. Sin embargo, me sentía peor que nunca: dolor de espalda, de estómago, cansancio extremo, tristeza, artritis, pérdida de peso y psoriasis. En definitiva, no era para tirar cohetes, así que decidí tomar las riendas de mi salud. (Te lo aseguro, en aquella época tan complicada en cuanto a la salud, conseguí disfrutar de la vida a pesar de todo: divertirme, amar ¡e incluso ser madre!).

Sospechaba que sufría intolerancia al gluten y a los lácteos, por lo que decidí eliminarlos de mi alimentación. Sentí una clara mejoría casi de inmediato y supe que iba por buen camino (en la mayoría de los casos, los médicos esperan unas tres semanas para que los efectos sean significativos). En la misma época, empecé a ir a la escuela de dietética y descubrí el papel crucial que tiene el sistema digestivo en el desarrollo de enfermedades, alergias, patologías cutáneas, malnutrición, en el sistema inmunitario y en los trastornos nerviosos (mis enemigos durante mucho tiempo). La ciencia ha demostrado que las anomalías del sistema nervioso entérico (SNE, el cerebro de los intestinos, una especie de torre de control) son un elemento central de enfermedades graves, como la diabetes o la enfermedad de Parkinson, por ejemplo. Se habla mucho del intestino, al que también se llama «el segundo cerebro», y de su relación con la sustancia gris. Es apasionante, pero también absolutamente terrorífico, comprobar hasta qué punto la alimentación influye en nuestro comportamiento. Cuando la flora intestinal (o microbiota intestinal) padece disfunciones, altera los neurotransmisores, lo que puede contribuir a sufrir problemas neurológicos como la depresión. Y, a la inversa, dichas alteraciones provocadas por causas ajenas al sistema digestivo pueden alterar la flora intestinal.

Hoy en día, mi hija presenta a su vez síntomas similares. Me dije que, pese a su mala suerte, se pueden hacer cosas para encontrar alivio y, a largo plazo, curarse. Sé que ahora existen pruebas para detectar alergias e intolerancias alimentarias, así como otros remedios para mejorar la digestión. Citaré en especial la aportación de las enzimas digestivas, la estimulación de los jugos gástricos al tomar alimentos ácidos y los remedios para restaurar la flora intestinal mediante probióticos, tras haber tomado antibióticos durante años.

He aprendido a conocer los alimentos que nutren y miman los intestinos, la importancia de tomar fibra y qué alimentos favorecen el aumento de las bacterias beneficiosas, llamadas prebióticas. Me he preocupado de aplicar esas nuevas reglas alimentarias, lo que ha generado un período de reconstrucción y reequilibrio de mi sistema digestivo.

Sin embargo, llevar este nuevo estilo de vida suele exigir esfuerzo y una gran determinación. Supone todo un desafío seguir dietas de eliminación para acorralar a los culpables (si sospechamos que hay intolerancias o alergias), curas de vitaminas, minerales y oligoelementos o adquirir buenos hábitos para que los platos sanos sean sabrosos todos los días; es fácil perderse por el camino… Algunos prefieren recorrer ese camino solos, pero otros se sentirán más a gusto acompañados. Ante todo, no dudes en preguntar, pues rodearse de un buen equipo médico es una gran ventaja, y también puede que sea necesario para tu salud.

Lo importante es atreverse a cambiar. Los primeros pasos nunca son perfectos, pero enseguida obtendrán su recompensa: una recuperación que cambiará de manera radical tu día a día.

¡Buen viaje!

Advertencia

Este libro no puede sustituir a una consulta médica. Si padeces fuertes dolores intestinales u otro síntoma que te preocupe y se describa en el libro, debes consultar a un médico de familia o a un especialista. Si estás embarazada o padeces alguna patología en particular (enfermedad cardiovascular, insuficiencia renal, etc.), pregunta a un profesional sanitario antes de tomar cualquier tipo de complemento alimenticio (vitaminas, minerales, oligoelementos) o planta medicinal para asegurarte de que no existen contraindicaciones.

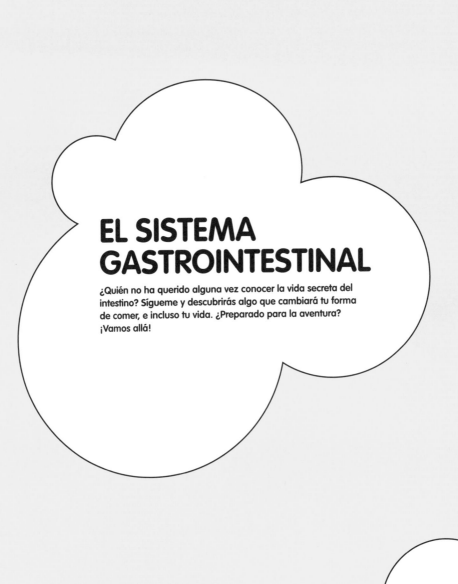

EL SISTEMA GASTROINTESTINAL

¿Quién no ha querido alguna vez conocer la vida secreta del intestino? Sígueme y descubrirás algo que cambiará tu forma de comer, e incluso tu vida. ¿Preparado para la aventura? ¡Vamos allá!

Un viaje exprés

Antes, todo me parecía de una evidencia cristalina: la comida que preparaba o compraba me alimentaría y mantendría viva hasta que fuera una viejecita arrugada y la muerte viniese a por mí en el momento adecuado, como suele hacer con los ancianos. Tuve que replantearme estas certezas tras pasar días (y noches) enfrascada en mis libros de anatomía (¡qué bien hecho está el cuerpo!).

Descubrí, espantada, que hacía justo lo contrario de lo que era conveniente para mi organismo, seguramente como muchas otras personas. No empleamos el tiempo suficiente en comer de manera correcta. Nos nutrimos con platos de verduras que tal vez nunca hayan conocido la tierra, con alimentos mediocres que no transmiten frescura y de una composición dudosa desde el punto de vista nutricional. Como tenemos hambre, comemos deprisa, a veces demasiado. Regamos los bocados con una gran cantidad de líquido y al final de la comida tomamos un café que, en unos intestinos funcionando a toda máquina en plena actividad digestiva, tiene el mismo efecto que el azote de un látigo. Comer delante del ordenador, de pie, o incluso viendo la televisión, nos resulta a todos muy práctico y puede que incluso disfrutemos con ello. Pero veamos la cruda realidad: ¡debemos dejar de hacerlo para preservar nuestro bienestar digestivo! Hay que volver a lo más básico y comprender cómo funcionamos.

El objetivo principal de la digestión es proveer de energía a las células, que nos permiten crecer y desarrollarnos. Dicha energía resultaba muy útil a nuestros antepasados para vivir y adaptarse a un mundo hostil. La digestión está lejos de ser un río en calma. Es un proceso ingenioso y complejo, en el que manda la química, pues nada se pierde y todo se transforma. El aparato digestivo tiene, en primer lugar, la ardua tarea de fraccionar nuestras comidas en sustancias diminutas. Estas son examinadas de inmediato y, si el sistema las reconoce, se les permite pasar a la siguiente etapa: la asimilación de los nutrientes que alimentan las células.

La digestión comienza incluso antes de ingerir nada. Frente a un plato, nuestros sentidos de alerta (oído, olfato y vista) transmiten información al hipotálamo, que se encuentra en el cerebro, el cual centraliza las señales, las analiza y las devuelve descodificadas. Es él quien da la orden de producir la saliva y las segregaciones gástricas (o jugos gástricos) ante el festín que anticipa. El nervio vago es el protagonista de la digestión: produce, a través del hipotálamo, la producción de ácido gástrico (más abajo en el aparato digestivo y más tarde), que es donde se encuentran las enzimas capaces de desintegrar a cualquier animal.

El recorrido de los alimentos por el sistema digestivo

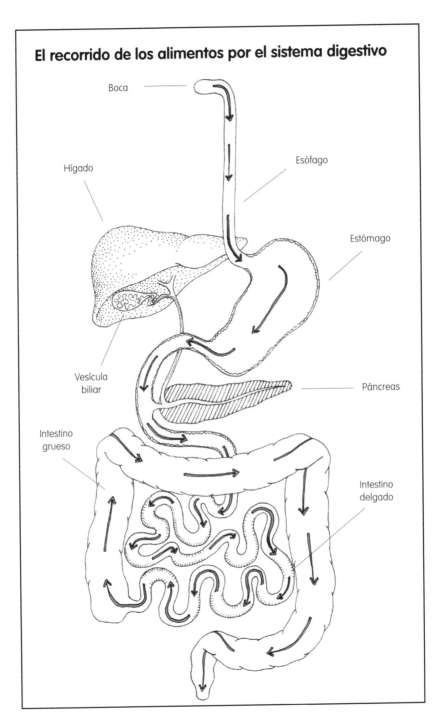

Boca

Esófago

Hígado

Estómago

Vesícula biliar

Páncreas

Intestino grueso

Intestino delgado

Dentro de la boca

En cuanto nos llevamos un alimento a la boca, la saliva no tarda en aparecer. ¿Sabes que producimos un litro al día? Si masticamos una rebanada de pan o una zanahoria durante cierto tiempo, el sabor evoluciona y se vuelve más dulce ya que, entre otros elementos presentes en la saliva, se encuentra la alfa-amilasa, una enzima cuya función es descomponer los glúcidos en cadenas más cortas. La degradación de glúcidos por la acción de la alfa-amilasa es lo que provoca ese sabor dulce. Sucede lo mismo con las verduras asadas en el horno: el calor las vuelve más dulces y les da un bonito aspecto caramelizado producido por la cristalización (y, por tanto, la degradación) de los glúcidos.

Cuando nuestros sentidos se han estimulado y han enviado señales al cerebro, las tres glándulas salivales empiezan a producir y a verter saliva. Se encuentran

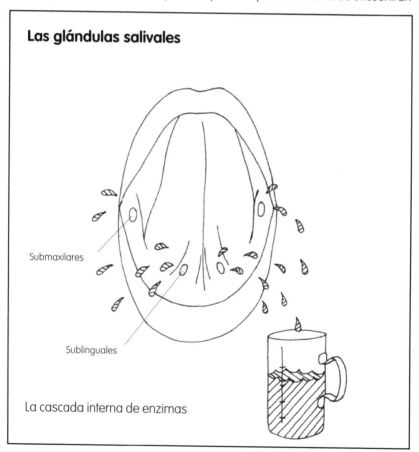

Las glándulas salivales

Submaxilares

Sublinguales

La cascada interna de enzimas

dentro de la boca, en los laterales (las parótidas) y bajo la lengua (las submaxilares y las sublinguales).

¿Cuántas veces hemos oído decir «¡mastica bien!»? Tenemos la impresión de estar haciéndolo, pero muy a menudo no es suficiente. De hecho, la masticación es una de las claves para que se produzca una correcta digestión. Por una parte, la masticación facilita el fraccionamiento de los alimentos. Por otra, activa la producción de saliva, lo que hace que la deglución sea más agradable y evita que «la bola» se atasque en el esófago en el momento de tragar. ¡Y cuanta más saliva, más enzimas! Saber esto te alegrará tanto como a mí muy pronto, ya verás.

Existen varios factores que pueden provocar una mala masticación:
• Problemas bucales (caries, encías sensibles, infecciones, heridas, aftas, prótesis, ortodoncias)
• Producción insuficiente de saliva
• Estrés, inquietud, miedo
• Mal ambiente en la mesa, no se disfruta comiendo
• Malos hábitos
• Comer demasiado deprisa por miedo a que falte (glotón emocional o simplemente tener un hambre canina)
• Exceso de buena educación (a veces resulta más sencillo tragarse algo que decir que no gusta)
• Pérdida de olfato o de gusto (¿debido tal vez a una carencia de zinc?)

La travesía por el esófago
Los alimentos inician su descenso hacia el estómago. Este proceso solo nos requiere respirar bien. El mecanismo funciona de manera autónoma y tarda muy poco tiempo.

Lo habitual es acompañar la comida de un gran vaso de leche, refresco o agua. ¡Error! ¿Por qué? Porque ese líquido diluye las enzimas de la saliva y, más abajo, los jugos gástricos. Creemos estar haciendo bien pero, en lugar de facilitar la digestión, estamos poniendo un palo en la rueda digestiva. Podemos, por supuesto, beber un poco en la mesa, pero es preferible hacerlo entre las comidas.

Pero atención: si notas que a la comida le cuesta bajar, que el esófago duele cuando pasan los trozos más grandes y no tienes problemas de masticación (tras descartar alergias o intolerancias), puede tratarse de síntomas de un problema que debe tomarse en cuenta. No dudes en consultar a tu médico.

En este descenso, el esfínter esofágico inferior impide al líquido gástrico subir por el esófago. Si no realiza correctamente su trabajo, se produce ardor de estómago o reflujo, ya que el ácido gástrico sube al esófago.

El «amasado» en el estómago: un lugar muy agitado

Cuando los alimentos llegan al estómago, el músculo gástrico, como si fuera un cocinero enloquecido, los amasa y desmenuza hasta convertirlos en papilla. Los jugos gástricos empezaron a producirse desde el momento en que vimos y olimos el festín que íbamos a darnos. ¿Tuvimos entonces tiempo suficiente para alimentar los sentidos? No hay que olvidar que son ellos quienes envían las primeras señales que llevarán a producir los jugos gástricos, por eso es mejor no comer viendo la televisión, ya que los sentidos estarán más centrados en lo que ocurre que en el plato. En lo referente al correcto desarrollo de la digestión, es justo aquí cuando nuestro esfuerzo se verá recompensado.

Volvamos al jugo gástrico. Su tarea es destruir las bacterias patógenas, es decir, esterilizar el bolo alimenticio y sintetizar los minerales, como la vitamina B12, antes de su asimilación en la etapa siguiente del proceso. Para degradar las proteínas en aminoácidos (los ladrillos de la casa que es nuestro cuerpo) y las formas principales de grasa (los lípidos), el bolo alimenticio necesita un buen suministro de líquido: el jugo gástrico que contiene enzimas y hormonas, proporcionadas por el hígado, la bilis y el páncreas.

Cuando el bolo alimenticio sale del estómago y entra en el intestino delgado, la digestión se ha realizado en parte, pero aún tienen que producirse la asimilación y la absorción.

Atención: los glúcidos, las proteínas y los lípidos no se digieren a la misma velocidad. Los que pasan más rápido por el intestino delgado son los glúcidos, luego van las proteínas y, por último, los lípidos. De esta forma, si tomas un plato copioso de carne grasa (un confit de pato, por ejemplo) y decides aliviar la conciencia con una ensalada de fresas como postre, aunque sea un plato sabroso, puede ocurrir que los glúcidos fermenten y haya quienes sufran un desequilibrio de la flora intestinal: muchos gases intestinales y otras molestias. Igualmente, hay quien tiene problemas para digerir verduras crudas cuando se mezclan con frutas (por ejemplo, zanahoria rallada con pasas) porque los glúcidos de las frutas se digieren más deprisa que los de las verduras. Si eres sensible a este fenómeno, puede tener el efecto de una bomba. Deberías entonces seguir durante un tiempo una dieta que disociara los distintos alimentos para localizar el problema y reequilibrar tu flora intestinal.

La absorción y la asimilación en el intestino delgado

Buena parte de los nutrientes que se han liberado con la digestión ahora atraviesan las paredes del intestino delgado gracias a las numerosas vellosidades de las células intestinales que revisten su interior. Es la etapa de la absorción.

Inmediamente después se lleva a cabo la asimilación. Cada una de esas vellosidades permite el traspaso de nutrientes y energía mediante los vasos sanguíneos que las unen. Pero antes de que esos nutrientes y esa energía se distribuyan por el cuerpo, el hígado debe descartar todo lo que le parezca tóxico y nocivo, ¡un gran trabajo de criba! Finalmente, la sangre reparte los nutrientes por todos los órganos.

Hablamos de malabsorción intestinal cuando esas vellosidades no han podido realizar su trabajo correctamente. Volveré a ello con más detalle en el capítulo siguiente.

Última estación: el colon (intestino grueso)

Una vez seleccionados los nutrientes, el resto de la papilla se considera un deshecho: se trata de la materia que no se ha transformado. El agua se conserva para reutilizarla en el cuerpo y el resto va en dirección al colon para terminar evacuándose en el baño.

¡Ahora te toca a ti!

Hipócrates sabía lo importante que era la alimentación para nuestra salud: «Que tu alimento sea tu medicina y que tu medicina sea tu alimento». Pero, para prescribir el tratamiento adecuado, primero debemos conocernos a nosotros mismos, tal y como indicaba Sócrates con su famoso «Conócete a ti mismo». Así iremos por el buen camino para sanar mediante la comida y evitar padecer una patología específica.

Para determinar qué alimentación nos conviene, es necesario plantearse unas cuantas preguntas. Echar un vistazo a nuestro interior nos permite obtener una primera información: ¿cómo me siento ahora? ¿Y después de comer tal o cual alimento? Hoy en día, algunos sociólogos denuncian la creciente popularidad de la temática del yo y del bienestar, lo que es percibido como una declaración de narcisismo. No obstante, sin caer en un exceso, me parece absolutamente legítimo y saludable buscar la manera de mejorar nuestra salud, nuestra condición física y, por tanto, nuestra vida. De modo que te aconsejo que dediques un minuto todos los días a descifrar tu estado interior y tu digestión. Se trata de actuar para jugar mejor las cartas que tenemos, incluso si son malas.

Conocer nuestro «segundo cerebro»: los intestinos

Ya hemos visto que el nervio vago es un nervio parasimpático que estimula las neuronas del tubo digestivo para que pongan en marcha el tránsito y provoquen la deseada secreción gástrica intestinal, lo que nos interesa especialmente. Las neuronas intestinales son independientes: forman sus propias redes para asegurarse un funcionamiento autónomo, es decir, son capaces de hacer su vida sin tener que estar pidiéndole permiso a su hermano mayor, el sistema nervioso central (SNC).

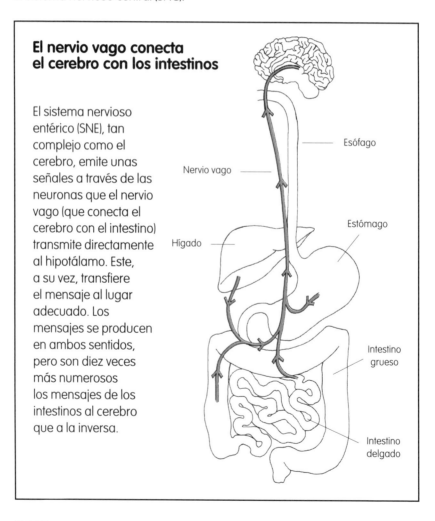

El nervio vago conecta el cerebro con los intestinos

El sistema nervioso entérico (SNE), tan complejo como el cerebro, emite unas señales a través de las neuronas que el nervio vago (que conecta el cerebro con el intestino) transmite directamente al hipotálamo. Este, a su vez, transfiere el mensaje al lugar adecuado. Los mensajes se producen en ambos sentidos, pero son diez veces más numerosos los mensajes de los intestinos al cerebro que a la inversa.

Esófago

Nervio vago

Estómago

Hígado

Intestino grueso

Intestino delgado

El eje cerebro-intestino resulta aún más interesante cuando comprendremos el papel que juega en la producción de los neurotransmisores, de los que el más conocido y apreciado es la serotonina, también llamado «neurotransmisor de la felicidad». Resulta que prácticamente toda la producción de serotonina, que se sintetiza gracias a un aminoácido llamado «triptófano», está «externalizada» en los intestinos. La serotonina es un mensajero químico que, además de ponernos de buen humor, nos ayuda a regular el ciclo del sueño y de la vigilia. Asimismo, gestiona nuestro comportamiento ante la comida mediante la ghrelina, una hormona que estimula el apetito, en pleno auge antes de comer, además de a su colega antagonista, la leptina, una hormona mensajera de la saciedad. Puedes imaginar cuáles son las consecuencias de un descenso en la producción de serotonina y de su síntesis tras una disfunción del sistema digestivo: aumento de peso, trastornos del ciclo del sueño, intestino irritable... Su descenso incluso podría afectar al sistema nervioso y provocar ansiedad y depresión.

No puedes imaginarte cuánto influye el factor emocional en el sistema parasimpático. En períodos de estrés o de fuertes reacciones emocionales, el cuerpo se pone en modo «ahorro de energía» y los vasos sanguíneos que alimentan el cerebro, el intestino y otros órganos se aletargan para ahorrar toda la energía que sea posible durante esa situación de peligro. Si bien en un tiempo remoto dichas situaciones se debían a un enfrentamiento seguramente mortal contra una manada de mamuts, en la actualidad este instinto de supervivencia responde más bien a temores de índole profesional, a situaciones financieras complicadas y a relaciones humanas dolorosas. Numerosos estudios han demostrado que el estado de la flora intestinal (y de sus cien mil millones de microorganismos) es una garantía de nuestro estado psicológico y fisiológico y uno de los elementos principales de nuestra salud. Los científicos coinciden en considerarla un factor importante en ciertas enfermedades neurológicas y patologías graves que, a su vez, pueden ser la causa de disfunciones digestivas.

Factores que provocan una mala comunicación entre el SNE y el SNC:
• Desequilibrio de la flora intestinal debido a microorganismos patógenos
• Estrés
• Alergias o intolerancias sin detectar
• Enfermedades
• Malnutrición
• Trastornos emocionales
• Depresión
• Permeabilidad intestinal (mucosa intestinal muy fina y agujereada)
• Uso de fármacos (antibióticos, antiinflamatorios, etc.)

Gracias a los avances científicos sobre la flora intestinal, los laboratorios han conseguido producir cepas de microorganismos beneficiosos (llamados «probióticos») que mejoran el colon irritable y le hacen gozar de mejor salud.

Los ácidos y las enzimas digestivas son imprescindibles

Los aminoácidos suelen compararse con unos ladrillos que forman las células: las reparan, las mantienen en buen estado y les proporcionan energía. El cuerpo produce algunos aminoácidos por sí mismo, pero el resto, llamados «aminoácidos esenciales», deben adquirirse mediante alimentos que contengan unas proteínas que se sinteticen en aminoácidos adaptados a nuestro cuerpo.

Una célula hecha con ladrillos de aminoácidos
Los aminoácidos que forman las células tienen origen animal y vegetal.

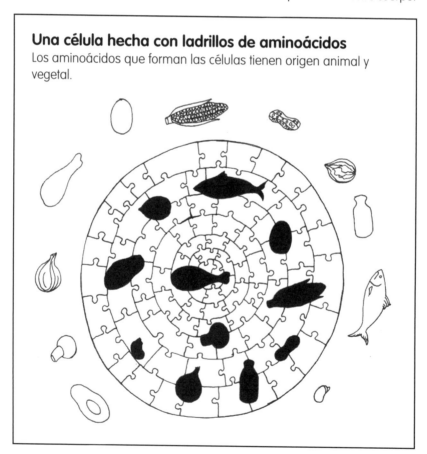

Tabla de los aminoácidos esenciales y en qué alimentos se encuentran

Aminoácidos esenciales	Alimentos en los que se encuentran		
Isoleucina	• Huevos • Pescado • Lácteos	• Lentejas • Nueces • Cereales integrales	• Champiñones
Leucina	• Leche • Habas	• Nueces • Cereales integrales	• Maíz
Lisina	• Huevos • Lácteos	• Carne • Pescado	• Centeno • Soja
Metionina	• Huevos • Lácteos • Carne • Pescado	• Soja • Semillas de girasol • Lentejas • Habas	• Cebolla • Aguacate
Fenilalanina	• Huevos • Carne	• Germen de trigo • Nueces	• Queso
Treonina	• Huevos • Carne	• Nueces • Habas	• Lácteos
Triptófano	• Huevos • Lácteos	• Germen de trigo • Maíz	• Coco
Valina	• Huevos • Leche • Carne	• Semillas • Soja • Cacahuetes	• Champiñones
Arginina*	• Huevos • Pescado	• Frutos secos • Nueces	• Chocolate • Cereales

*Normalmente es semiesencial, pero es fundamental para los lactantes.

¿Qué ocurre cuando las enzimas, los jugos gástricos y la bilis no fraccionan ni descomponen suficientemente los alimentos en la fase digestiva?

En este caso, las partículas de proteínas solo se digieren a medias (polipéptidos), lo que supone un gran problema, ya que la asimilación y la absorción de proteínas no puede realizarse sin que estas se hayan reducido al estado de aminoácido (mucho más pequeñas) y se reconozcan como tal. Para comprender el daño que causan los polipéptidos, echemos un vistazo a nuestra mucosa intestinal.

La mucosa intestinal, de 25 a 30 milésimas de milímetro de espesor, no es muy hermética. Normalmente, esta fina barrera que forman uniones estrechas solo permite pasar los nutrientes. Su papel es evitar que los microbios patógenos y las toxinas accedan a los capilares sanguíneos y linfáticos, lo que podría dañar los órganos vitales (hígado, corazón y cerebro). Si los péptidos, esas proteínas a medio dividir, atraviesan la barrera y pasan a la sangre, significa que el intestino se ha vuelto permeable y que los problemas no tardarán mucho en aparecer, ya que desembarca la artillería del sistema inmunitario.

En general, agradecemos que nuestro sistema inmunitario nos cuide y proteja día y noche. Al fin y al cabo, es un príncipe azul que no duda en utilizar la fuerza bruta para mantenernos sanos y salvos: inflamación, destrucción y contención son algunos ejemplos de la acción de los glóbulos blancos (los linfocitos B y T forman parte de la respuesta inmune específica) contra los microorganismos patógenos que franquean la mucosa intestinal. Las células del sistema inmunitario atacan a los péptidos que han atravesado la pared gastrointestinal y que se encuentran en la sangre, pues resultan sospechosos de ser microorganismos patógenos. El ataque es eficaz, incluso demasiado eficaz, porque sus bombas, las citocinas proinflamatorias, ocasionan unos daños que a menudo conllevan la aparición de enfermedades autoinmunes (celiaquía, artritis, diabetes de tipo 1, esclerosis múltiple, psoriasis) o alergias.

Esto puede explicar mejor las alergias o las intolerancias a casi cualquier alimento que aparecen de forma repentina, o también los dolores de estómago, los problemas cutáneos (eccema, acné, etc.), las migrañas y las carencias. El sistema inmunitario está demasiado solicitado y combate contra todo, contra elementos buenos y malos sin distinción. Nos desesperamos al pensar que va a durar toda la vida, hasta que la pared se reconstruye y vuelve a solidificarse. Por eso es muy importante que los ácidos gástricos y las enzimas realicen su trabajo hasta el final, que transformen las proteínas en pépticos y luego en aminoácidos.

¿Cómo sabemos si producimos suficientes ácidos gástricos?

Exceptuando las patologías graves mencionadas anteriormente, a continuación se indican algunas pistas que pueden ponernos en alerta. Hay que tener en cuenta que la producción de ácidos gástricos tiende a disminuir con la edad.

 Síntomas de que la producción de ácidos gástricos y enzimas es demasiado débil:
• Flatulencias (gases), dolor abdominal, retortijones
• Intoxicaciones alimentarias (los ácidos gástricos deberían destruir las bacterias patógenas)
• Diarrea o estreñimiento
• Mal aliento muy acusado
• Alimentos a medio digerir (hay trozos en las heces)

- Hemorragias y gran producción de secreciones transparentes en las heces
- Problemas cutáneos
- Dolor de cabeza
- Carencia de vitaminas, minerales u oligoelementos. Las células parietales que producen el ácido gástrico dependen del zinc, del magnesio, del calcio y de varias vitaminas B.
- Inflamaciones
- Malformación o traumatismo del nervio vago relacionado con la columna vertebral. Un buen cinesiterapeuta u osteópata puede reequilibrarlo.

¿Quién hace qué en la producción de ácido gástrico?

El páncreas

El jugo pancreático contiene enzimas y sustancias como la proteasa (que sirve para predigerir las proteínas), la amilasa (que se encarga de los glúcidos y del almidón) y la lipasa, de las grasas. Estas sustancias se utilizan en los intestinos y en la sangre para mejorar la digestión, pues descomponen los alimentos antes de que el ácido clorhídrico termine el trabajo al final de la digestión.

Una curiosidad: el páncreas también se encarga de producir la insulina, una valiosa hormona que permite a la glucosa (el azúcar) penetrar en las células; es nuestra gasolina. Cuando no se produce insulina, aparece la diabetes de tipo 1. Si los receptores de insulina que rodean las células están dañados, la glucosa no consigue penetrar en las células y se produce entonces la diabetes de tipo 2, la más común. Por tanto, ¡cuidemos el páncreas!

Síntomas de una baja producción de jugo pancreático:
- Molestias, sensación de bloqueo en el vientre
- Hinchazón abdominal durante más de treinta minutos después de comer y luego el aire asciende (eructos)
- Náuseas tras tomar vitaminas o complementos alimenticios
- Gases (flatulencias) pestilentes tres horas después de comer, señal de que las proteínas no se han descompuesto lo suficiente
- Problemas cutáneos (acné) a cualquier edad (¡no tiene fin!)
- Pérdida de cabello
- Heces malolientes, grasientas, a veces de color amarillo

Para mejorar la producción de jugo pancreático, toma complementos de betaína HCl (distinto al citrato de betaína) y de vitaminas B y C, y aumenta el consumo de alimentos amargos, como la albahaca, el té verde, la rúcula, las endivias, etc.

El hígado

La bilis es la secreción exocrina, es decir, que el hígado distribuye. Se encarga de que la grasa pueda ligarse con el agua. La absorción de las grasas se produce gracias a los ácidos biliares. Estos, para llevar a cabo en los intestinos esa tarea tan concreta, han encontrado un valioso aliado en la lipasa (su compañera).

Síntomas de un desequilibrio en la bilis:
• Cierta repugnancia o incapacidad para digerir platos ricos en grasa
• Náuseas después de ingerir alimentos grasos
• Orina muy oscura, de color ámbar oscuro
• Flatulencias (gases), estreñimiento, diarrea
• Heces grises o claras, recubiertas de una secreción viscosa
• Piel u ojos amarillentos

Para mejorar la producción y secreción bilial, te recomiendo lo siguiente:
• Consumir alimentos amargos: cardo mariano, cúrcuma, alcachofa, diente de león, endivia, achicoria roja, etc.
• Beber mucha agua (el agua es necesaria para la secreción de bilis)
• Tomar enzimas que favorezcan la digestión (te recomiendo los suplementos alimenticios Solgar, que tomo a diario)

Por lo que parece, la bilis y las emociones (sobre todo la ira y la tristeza) están muy relacionadas, pues la ira inhibe la producción bilial.

¡Ahora te toca a ti!

Para hacer balance, te propongo unos tests muy sencillos de realizar.

Test 1 - El test de la remolacha

Ingiere algunas semillas, como nueces (unas tres) o semillas de calabaza; después, tómate un vaso de zumo de remolacha (unos 180 ml) o una sopa de remolacha bien roja. Los fuertes pigmentos de la remolacha (la betaína) solo se descomponen si se tiene un buen pH gástrico. Para conocer el resultado, ve al servicio. Si la orina es colorida y va de un fuerte rojo remolacha hasta un rosa muy pálido, es señal de una producción insuficiente de ácido gástrico.

Test 2 - El test de la betaína hidroclorhídrica (HCl)

En tiendas especializadas en bienestar o en parafarmacias, pueden adquirirse suplementos a base de betaína o de ácido clorhídrico, pensados para personas con una insuficiencia de ácido gástrico (no confundir con el citrato de betaína). Toma un comprimido con un poco de agua bastante antes de una comida (del almuerzo, por ejemplo). Si enseguida notas ardor de estómago, es señal de una buena producción gástrica. Si no notas nada, toma otros dos comprimidos antes de la siguiente comida (de la cena, por ejemplo). Si sigues sin sentir nada, puede ser indicativo de un problema. Consulta con un gastroenterólogo para disponer de un diagnóstico más preciso.

Algunos consejos para estimular la secreción y las enzimas gástricas

Para preparar el aparato digestivo a fin de que produzca ácido gástrico, lo mejor es tomar alimentos ácidos y amargos, preferentemente diez minutos antes de las comidas. Puedes elegir entre los siguientes ejemplos:

1. Una bebida con jengibre, caliente o fría (veáse receta en p. 104)

2. Un vasito de agua con limón

3. Algunos encurtidos, agrios o picantes (se encuentran fácilmente en tiendas)

4. Dos o tres pepinillos

5. Alimentos amargos: una hoja de endivia, un bastoncito de apio, una hoja de albahaca o de estragón fresco

6. Jengibre confitado

7. Una cucharadita de vinagre (mejor si es vinagre de manzana)

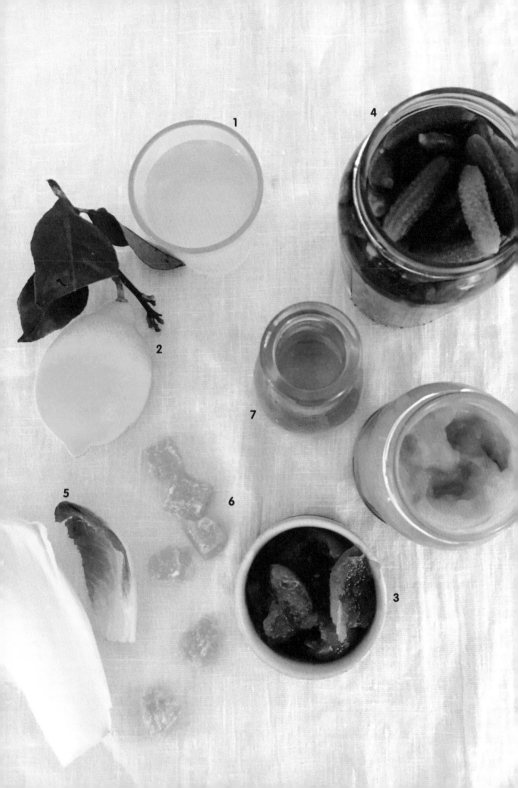

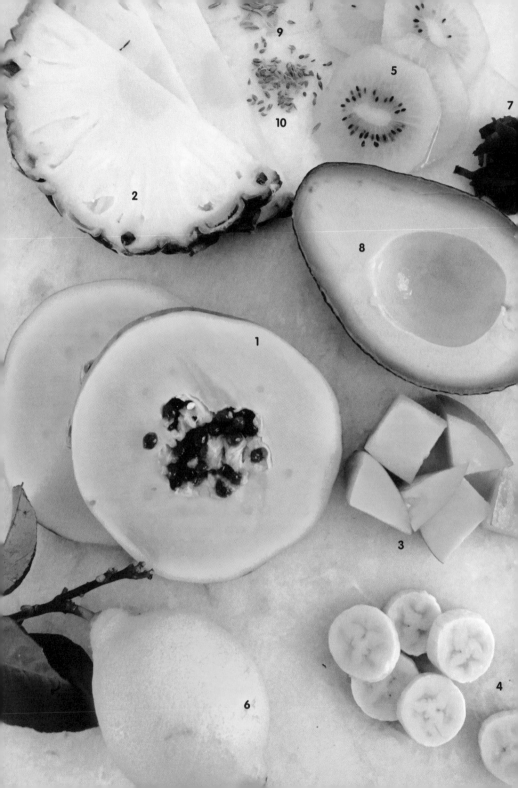

Lista de alimentos con más enzimas

Soy una fan de las enzimas; pueden hacer tanto por nosotros! Las enzimas son proteínas que contribuyen a las reacciones químicas; son catalizadores biológicos. Se producen en las células y, en particular, en las glándulas endocrinas y en el páncreas. También son necesarias en la fase digestiva. Además de nuestra propia producción de enzimas, pueden aportarse mediante la alimentación (antes y durante las comidas): hay alimentos ricos en enzimas que deberíamos tener en cuenta más a menudo.

Para mantener las enzimas intactas, los más radicales se inclinan por la dieta crudívora. Más bien se trata de cocinar muy poco los alimentos, como máximo a 45 °C, no transformarlos mediante la cocción para que el calor no destruya las enzimas o consumirlos en zumo y beberlos inmediatamente.

Los diez alimentos más ricos en enzimas son:

1. Papaya
2. Piña
3. Mango
4. Plátano
5. Kiwi
6. Limón
7. Verduras lactofermentadas
8. Aguacate
9. Semillas de fenogreco
10. Semillas de anís

Kit de emergencia de enzimas

Muy bien, ya nos sabemos casi de memoria la lista de alimentos enzimáticos, tenemos la nevera repleta de unos botes extraños con verduras lactofermentadas y nuestros amigos nos miran asombrados al ver nuestra reciente pasión por los pepinillos... Pero ¿qué hacemos si vamos a un restaurante o a cenar en casa de unos amigos? No resulta sencillo pedir una hoja de endivia o unos daditos de piña...

La mejor solución es preparar un «kit de emergencia» que no ocupe mucho espacio y que pueda llevarse en el bolso fácilmente:

1 Enzimas digestivas en comprimidos

2 O papaya deshidratada

3 O jengibre deshidratado

¡Y listo!

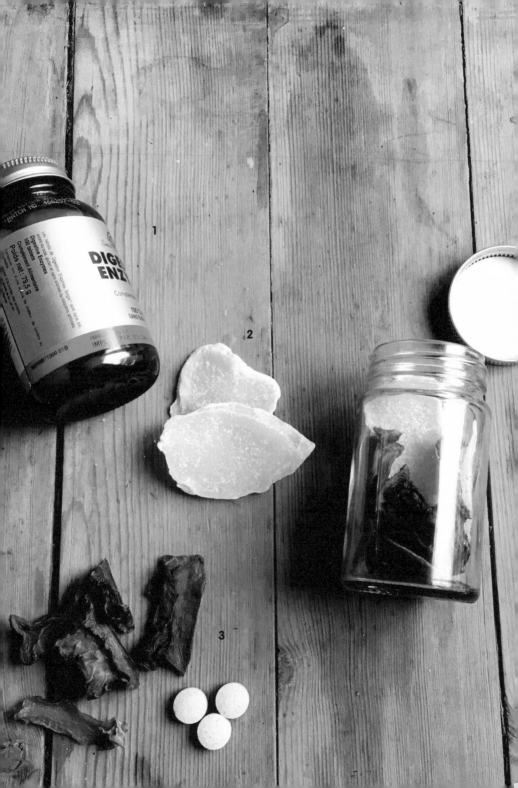

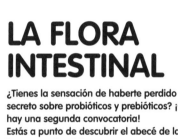

LA FLORA INTESTINAL

¿Tienes la sensación de haberte perdido una reunión de alto secreto sobre probióticos y prebióticos? ¡Que no cunda el pánico, hay una segunda convocatoria!
Estás a punto de descubrir el abecé de la flora intestinal, ese lugar extraño y lejano que protege con intachable rectitud una laboriosa población dentro del microcosmos intestinal.
No estamos solos...

Las vellosidades y su papel en la absorción intestinal

Las vellosidades

Las vellosidades se sitúan en el intestino delgado y contribuyen a la absorción de los nutrientes.

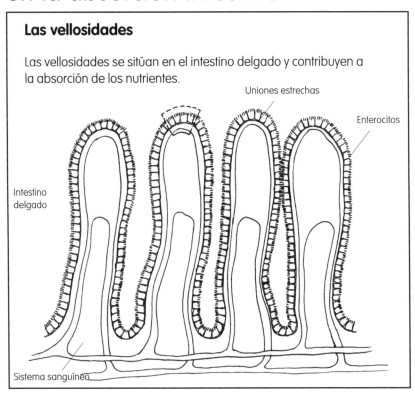

Uniones estrechas

Enterocitos

Intestino delgado

Sistema sanguíneo

Las vellosidades son una especie de pliegues que recubren la superficie de la mucosa del intestino delgado y parecen salidas de una película de ciencia ficción. Encima de cada vellosidad (pliegue) hay otra capa de microvellosidades, al estilo de las muñecas rusas. Los pliegues de las vellosidades hacen aumentar la superficie (¡que, extendidas, ya es de 200 m^2!) para facilitar la absorción de grasas, nutrientes, vitaminas, sales minerales y agua. Las vellosidades están recubiertas de unas células intestinales llamadas «enterocitos» que, una vez que la comida se ha digerido correctamente y se ha dividido en moléculas diminutas, absorben los nutrientes antes de que los vasos sanguíneos linfáticos los asimilen y los conduzcan hasta las células que lo necesiten. Los enterocitos están pegados unos a otros. El ínfimo espacio que hay entre ellos se denomina «unión estrecha». Si todo va bien, los únicos que pueden pasar por dicha unión son los nutrientes. Es una especie de puesto de control que impide el acceso a células moleculares mal digeridas y a sustancias tóxicas.

Microvellosidad sana

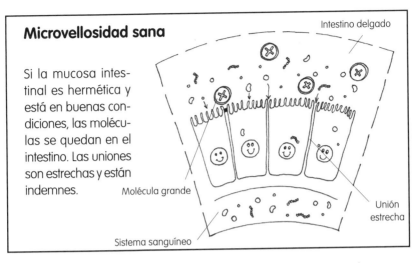

Si la mucosa intestinal es hermética y está en buenas condiciones, las moléculas se quedan en el intestino. Las uniones son estrechas y están indemnes.

Intestino delgado

Molécula grande

Unión estrecha

Sistema sanguíneo

Si la mucosa está agujereada, es decir, cuando las uniones estrechas ya no hacen de barrera contra las moléculas que son demasiado grandes e incluso nocivas, hablamos de permeabilidad intestinal. Entonces, el sistema inmunitario reacciona inmediatamente para abatir al enemigo. Esta intervención puede provocar enfermedades autoinmunes, como la celiaquía (inflamación provocada por una reacción anormal al gluten que destruye las vellosidades), artritis generalizada, problemas cutáneos, otras intolerancias, etc.

Microvellosidad intestinal enferma

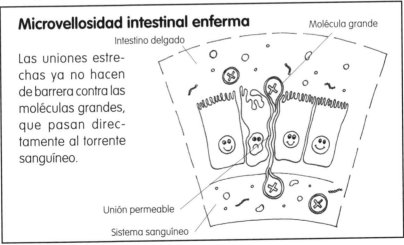

Las uniones estrechas ya no hacen de barrera contra las moléculas grandes, que pasan directamente al torrente sanguíneo.

Molécula grande

Intestino delgado

Unión permeable

Sistema sanguíneo

Cuando las vellosidades están dañadas se manifiestan distintos síntomas (carencia alimentaria, pérdida de peso, cansancio físico y nervioso), ya que la absorción (y luego la asimilación) se complica. En cuanto las uniones estrechas se restablecen, el intestino vuelve a ser hermético.

Los milagrosos probióticos

Una introducción a las cepas de bacterias beneficiosas

Los probióticos se han convertido en los nuevos niños bonitos del mundillo de la salud y del bienestar (intestinal). Durante mucho tiempo se desconocieron sus beneficios, incluso si los hemos disfrutado sin saberlo (excepto si eres alérgico o intolerante al yogur y/o a la leche fermentada).

Los probióticos son las bacterias buenas del intestino, es decir, numerosísimos microorganismos vivos con los que convivimos. En el intestino hay cien mil millones, con más de mil tipos de bacterias y levaduras. Se trata de todo un ecosistema que va evolucionando a lo largo de la vida y se transforma de acuerdo a nuestras penas y alegrías: unos pocos elementos bastan para que el hábitat de la flora intestinal y el frágil equilibrio de los microorganismos se altere. Por ejemplo, la composición de la flora intestinal puede degradarse tras sufrir una enfermedad. Del mismo modo, sabemos que los antibióticos, la quimioterapia y las gastroenteritis destruyen las bacterias buenas del intestino.

Resulta, por tanto, muy útil resembrar los probióticos naturales que se han debilitado por otros probióticos, en comprimidos o en polvo, con el fin de aportar nuevas cepas de bacterias intestinales. De esta forma, ganarán terreno frente a las bacterias patógenas que, mientras tanto, se han hecho con el lugar.

Las bacterias benignas que más se usan en los probióticos que se venden en las tiendas son una mezcla de distintas cepas:
• Familia de los lactobacilos
• Familia de las bifidobacterias
• Algunas cepas de la familia de los *Streptococcus thermophilus*
• Levadura de cerveza *Saccharomyces boulardii*

Cada familia tiene su propia función y aporta distintos beneficios. Por ejemplo, ahora sabemos que el *Lactobacillus casei* produce la enzima lactasa, que permite digerir la lactosa (el azúcar de la leche) o que el *Lactobacillus acidophilus* y el *Bifidobacterium lactis* son muy beneficiosos como complemento a un tratamiento convencional contra una úlcera.

El probiótico, además de proteger el equilibrio intestinal, también interviene en los problemas digestivos, pues mejora de manera eficaz y rápida el estreñimiento y la diarrea. ¡Es casi milagroso! En cuanto a su poder inmunitario, refuerza la barrera de protección e impide que las bacterias patógenas sustituyan en el intestino a las beneficiosas, ya que disminuye su acceso a las paredes (véase «la asimilación en la circulación sanguínea»).

Cómo elegir y tomar los probióticos

Si sigues un tratamiento con un nutricionista o un dietista, pregúntale a él, pues es quien mejor conoce tus síntomas. En caso contrario, consulta con un farmacéutico, que podrá indicarte las cepas que se adecuan a tus necesidades.

El probiótico se toma con un vaso de agua antes de acostarse o por la mañana, en ayunas, al menos 20 minutos antes de desayunar (las cepas son muy frágiles, ya que están vivas, y no deben ser expuestas al ácido gástrico).

De manera general, los efectos benéficos de una cura de probióticos y de vitaminas, minerales y oligoelementos se notan, como mínimo, al cabo de 1 o 2 meses (a razón de una toma diaria). Haz una pausa después de ese período. Si lo consideras necesario, no dudes en pedir consejo ¡o en hacer otra cura!

El kéfir, esas pequeñas y saludables pepitas rebosantes de probióticos

Hace mucho tiempo que los pueblos nómadas descubrieron lo que hoy en día conocemos con el nombre de kéfir y lo transmitieron de generación en generación. Durante sus largas travesías, la leche de oveja o de cabra que

Los misteriosos gránulos del kéfir

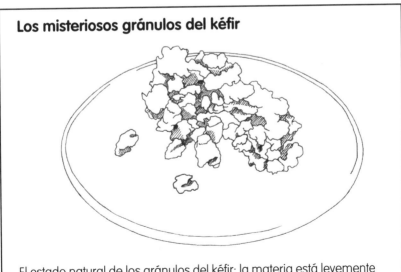

El estado natural de los gránulos del kéfir: la materia está levemente gelatinosa y lista para usar.

conservaban en bolsas de piel se transformaba gracias a la fermentación y creaba pequeños gránulos. Esos gránulos se siguen utilizando para elaborar una bebida de múltiples virtudes: el kéfir.

Los gránulos de kéfir contienen bacterias benignas vivas (probióticos), en general unas veinte distintas, levaduras activas y glúcidos (polisacáridos). El conjunto constituye una masa viva que proporciona al kéfir su característico sabor agridulce, su vertiente levemente gaseosa y su bajo contenido alcohólico (1 %).

A lo largo de los siglos, lo han adoptado diversos pueblos, sobre todo los rusos, que lo usaban para curar patologías tan distintas como el asma, las úlceras, las neumonías, los trastornos psíquicos y las enfermedades cutáneas.

Se puede hacer kéfir a base de leche o de fruta (kéfir de agua). No es difícil encontrarlo: en farmacias, herbolarios, tiendas ecológicas o a través de amigos: esa es la gracia del kéfir, que sus gránulos se multiplican bastante rápido y se pueden compartir con los allegados.

Sin embargo, antes de lanzarse a ello hay que tomar ciertas precauciones. Se debe extremar la higiene. Es aconsejable esterilizar el recipiente donde se meta el kéfir justo antes de empezar (véase p. 82), así como utilizar siempre agua mineral embotellada, tanto para la elaboración como para lavar los gránulos. Nunca uses utensilios metálicos, ya que, al parecer, las bacterias vivas beneficiosas mueren al entrar en contacto con el metal: elige siempre cristal o plástico.

Para lograr una auténtica mejora de la flora intestinal, se recomienda tomar un vasito de kéfir a diario.

Los prebióticos

Una introducción a los prebióticos (de lo que se nutren las bacterias benignas intestinales)

Los prebióticos son elementos naturales indigestos (esto no significa que se queden en el estómago, sino que las partículas prebióticas que componen los alimentos no se destruyen mediante la digestión). Consisten en glúcidos (o hidratos de carbono) que favorecen el crecimiento y la actividad protectora de las bacterias beneficiosas que viven en el intestino grueso. Por tanto, los prebióticos son una especie de superalimento para la flora intestinal.

Podemos encontrarlos en las verduras, las frutas, los cereales y la leche materna. De hecho, la industria añade prebióticos a la leche materna artificial en polvo. ¿Por qué? Porque son necesarios para reforzar las defensas inmunitarias, reducir los problemas digestivos (cólicos) y minimizar los riesgos de alergias.

Al llegar al intestino delgado, los prebióticos no son digeridos y, por tanto, llegan intactos al intestino grueso, donde la mayoría de las bacterias los esperan impacientes, pues estimulan la proliferación de bacterias benignas al nutrirlas, es decir, al proporcionarles energía, en particular a las bacterias bífidus que se encuentran en el intestino grueso.

Los prebióticos tienen la ardua tarea de mantener el equilibrio de la flora intestinal y combatir las bacterias patógenas. Cuando los prebióticos se sintetizan en ácidos lácticos mediante la fermentación de los glúcidos (los ácidos lácticos sirven para volver el hábitat más ácido y matar así las eventuales bacterias patógenas), se libera una gran cantidad de agua, lo que favorece una mejor consistencia de las heces. ¡Un estupendo truco de magia!

Lista de alimentos prebióticos

Para preservar todas sus virtudes nutritivas, deben consumirse preferentemente crudos o cocinados a baja temperatura:

1. Alcahofa
2. Ajo
3. Cebolla
4. Puerro (sobre todo las hojas)
5. Espárrago
6. Chirivía
7. Endivia
8. Plátano
9. Brócoli
10. Cebollino
11. Col lombarda
12. Chalota
13. Cúrcuma
14. Tupinambo
15. Jengibre
16. Pepitas de calabaza
17. Remolacha
18. Tomate
19. Miel

No aparecen en la fotografía de la página siguiente:

20. Salsifí
21. Trigo integral, semillas enteras de avena o de centeno
22. Diente de león
23. Achicoria

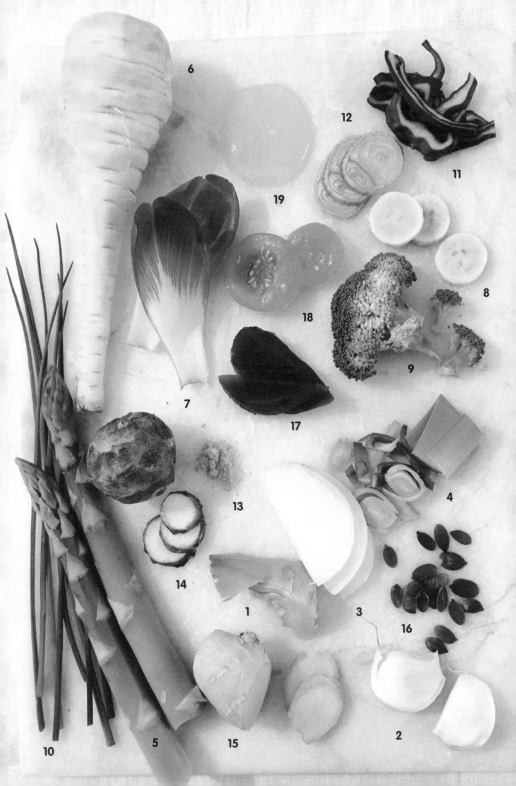

¡30 gramos de fibra pueden cambiarte la vida!

Comer más fibra supone dar un gran paso hacia el bienestar intestinal. Aunque esté en un segundo plano, ejerce un trabajo eficaz e indispensable para nuestro organismo.

Las bondades de la fibra

La lista de beneficios de la fibra es muy larga, pero su efecto más conocido es el de acudir en ayuda en caso de estreñimiento o de intestinos perezosos. ¡Acuérdate de las famosas ciruelas pasas! La virtud de la fibra es que no se digiere al pasar por el intestino: acorta la duración del tránsito, proporciona una sensación de saciedad más duradera y aporta volumen y mayor consistencia a las heces para facilitar la evacuación.

La fibra es diversa y se divide en fibra insoluble y soluble. Reaccionan de forma diferente en contacto con los líquidos: mantienen su forma inicial o se disuelven. También aportan distintos beneficios a la digestión, por lo que en las comidas lo ideal es un equilibrio entre ambos tipos. Ten en cuenta que, si no sueles consumirlas, el aporte de fibra debe ser progresivo, ya que los intestinos pueden irritarse y generar muchos gases y dolor intestinal.

Actualmente, se recomienda tomar de unos 30 a 35 gramos de fibra al día. Es impresionante cómo una cantidad tan pequeña puede cambiar tanto las cosas. Tenemos todas las cartas a nuestro favor para llevar una vida sana, así que ¡empecemos hoy mismo!

La fibra insoluble

Tiene un efecto similar al de una esponja: cuando se hincha, estimula el tránsito, lo que resulta muy útil en caso de estreñimiento o de digestión lenta, pues, gracias sobre todo al agua que absorbe, el volumen y la consistencia de las heces aumentan. Es muy eficaz para luchar contra el estreñimiento y, en general, la fibra insoluble provoca menos gases.

La fibra soluble

Tiene un efecto «aspirador» que lo atrapa todo a su paso: las células muertas, los residuos, los alimentos que no se han digerido lo suficiente y los elementos tóxicos. Es famosa por actuar de manera más suave que la fibra insoluble y se recomienda en caso de heces un poco blandas.

Fibra insoluble	Fibra soluble
• Salvado	• Legumbres
• Trigo integral	• Cereales
• Arroz integral	• Nabo
• Maíz integral	• Aguacate
• Brócoli	• Zanahoria
• Guisantes partidos secos	• Calabacín
• Guisantes	• Calabaza
• Coles de Bruselas	• Espárrago
• Semillas de lino	• Patata
• Semillas de chía	• Soja
• Manzana	• Avena
• Papaya	• Cebada
• Dátil	• Judías
• Higo	• Batata sin piel
• Ciruela pasa	• Naranja
	• Pomelo
	• Pera con piel
	• Melocotón con piel
	• Nectarina con piel
	Los FOS
	• Alcahofa
	• Espárragos
	• Cebada
	• Puerro
	• Cebolla
	• Plátano

Verduras repletas de agua	
• Tomate	• Espárrago
• Rábano	• Lechuga
• Pepino	• Espinacas
• Pimiento	• Brócoli
• Calabaza	• Champinón
• Calabacín	• Zanahoria

La fibra soluble también ayuda a regular los niveles de colesterol (contribuye a bajarlo), así como los niveles de glúcidos, ya que la fibra ralentiza la producción de insulina. Puede provocar más gases que la fibra insoluble porque fermenta en el colon.

Un apunte sobre los FOS (fructooligosacáridos). Se trata de fibra natural soluble que se compone de dos azúcares (glucosa y fructosa) y se encuentra en muchas frutas y verduras. Su capacidad de resistencia en el intestino delgado (pues no es digerible) y el hecho de que sirva de alimento a ciertas cepas bacterianas beneficiosas (en particular, a las cepas bífidus) hacen que sea una excelente aliada. Sin embargo, debido a su fermentación, vete con cuidado si tienes unos intestinos muy frágiles que producen mucho gas: es preferible que limites su consumo. Los FOS forman parte de los prebióticos (veáse página anterior), que favorecen el correcto funcionamiento de las bacterias intestinales beneficiosas.

La fibra y la importancia del agua

Consumir fibra sin beber agua suficiente puede tener el efecto inverso al esperado: estreñimiento, problemas digestivos, dolor intestinal... Especialmente los cereales y las leguminosas a base de fibra (judías, lentejas, etc.). Por tanto, hay que beber mucha agua durante todo el día ¡y sobre todo entre las comidas!

Lo ideal es tomar sopas de verduras en las que se añadan lentejas, judías pintas o incluso quinoa, para cubrir al mismo tiempo las necesidades de proteínas vegetales (véase receta en p. 148).

¡Ahora te toca a ti! Test del tránsito de la fibra

¡Llegó el momento del veredicto! Conocer el ritmo del tránsito intestinal puede ser una pista preciosa: el resultado puede tranquilizarte y confirmar que todo funciona más o menos bien, o hacer que mejores tus hábitos alimenticios para lograr una correcta digestión en un futuro cercano (¡así que nadie pierde!).

¿Qué hay que hacer? Pues algo muy sencillo. Toma para almorzar dos o tres cucharadas de sopa de maíz en granos (en conserva, por ejemplo). Solo hay que esperar... Ten en cuenta que un tránsito intestinal óptimo dura de 24 a 36 horas. Un tránsito rápido (de 12 a 18 horas), al contrario de lo que suele creerse, no es lo ideal, ya que existe un mayor riesgo de que al cuerpo no le haya dado tiempo a absorber los preciados nutrientes, lo que conlleva carencias alimentarias, cansancio, pérdida de peso e incluso patologías graves. Si deseas controlar tu ritmo intestinal para evaluarlo, apunta en una libreta la hora de tus deposiciones durante una semana.

Sé que es delicado, pero, cuando pases por el baño, ya que has comenzado a investigar tu vida interior, aprovecha también para observar cuál es el aspecto y la forma de tus heces: las mejores heces son lisas como una serpiente y/o presentan pequeñas grietas en la superficie (¡lo más de lo más!). Por el contrario, las heces blandas o muy duras indican un problema del tránsito, por lo que te aconsejo que consultes a tu médico para hacer una revisión, al tiempo que cambias tu alimentación (con fibra, agua, etc.). Si quieres saber más sobre el significado de las distintas formas de las heces, los científicos han definido siete tipos según la «escala de Bristol» (si te interesa, puedes encontrarla fácilmente en internet).

TRUCOS PARA REPONER LA FLORA INTESTINAL Y ASEGURAR UN FUNCIONAMIENTO CORRECTO DEL INTESTINO:
• Alimentos probióticos naturales, como verduras lactofermentadas o kéfir
• Una cura de probióticos en forma de suplemento (en comprimidos o en polvo) para aportar cepas de bacterias beneficiosas a la flora intestinal
• Alimentos prebióticos (alimentan las cepas de bacterias beneficiosas)
• Alimentos ricos en fibra soluble e insoluble
• Beber mucha agua, ¡sobre todo entre las comidas!

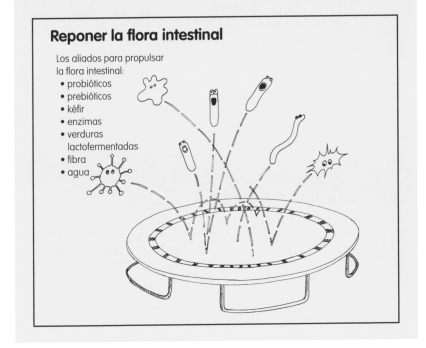

Reponer la flora intestinal

Los aliados para propulsar la flora intestinal:
• probióticos
• prebióticos
• kéfir
• enzimas
• verduras lactofermentadas
• fibra
• agua

Come y sé feliz: requisitos para tener unos intestinos en plena forma

Preparar y optimizar la digestión antes de las comidas

• Tomar alimentos amargos y ácidos preferentemente 10 minutos antes de las comidas. Ejemplos: agua con limón, infusión de jengibre, pepinillos, jengibre confitado o incluso complementos alimentarios que ayudan a la digestión o de enzimas digestivas (véase la lista completa de los alimentos en p. 24).

• Tomarse su tiempo para deleitar los sentidos (vista y olfato) antes de cualquier comida. Elegir para ello alimentos coloridos y variados.

• Añadir hierbas frescas digestivas a los platos, como cilantro, eneldo, menta o albahaca. Así también disfrutarás de su sabor (realzan considerablemente los platos) mientras te cuidas.

No tengas prisa en la mesa

• Concederse un momento especial. Considerar la hora de la comida como una ocasión para relajarse, una pausa en la jornada, en la que puedes mimarte.

• Cortar los alimentos en trozos pequeños para que la comida dure más tiempo.

• Usar palillos chinos para comer más despacio.

• Respirar entre bocado y bocado.

• Llevar los platos a la mesa unos tras otros.

• Procurar no beber mucho durante las comidas.

• Tomar jengibre encurtido, un bol pequeño de miso, unas rodajas de kiwi, papaya o piña o unas verduras lactofermentadas a la vez que la comida, para añadir enzimas que se encarguen de cortar los alimentos en partículas más pequeñas.

Hacer una parada digestiva

Después de comer, el sistema parasimpático sigue trabajando (coordina la digestión, el amasado, la producción de azúcar gástrico, etc.). Hay que tener en cuenta que el estrés le afecta mucho. Para generar las mejores condiciones digestivas posibles hay que:

• Hacer una breve pausa y respirar profundamente durante unos minutos, con mucha calma, antes de volver al trabajo.

• No lanzarse a por un café inmediatamente después de comer, sino tomar infusiones de hierbas y de especias para favorecer la digestión (especialmente manzanilla, menta, regaliz, verbena, anís estrellado o semillas de comino).

• Las semillas de comino, anís, fenogreco e hinojo pueden masticarse directamente o tomarse en infusión.
• Beber mucho entre las comidas (agua, zumo, sopa, infusiones, etc.) para favorecer la digestión y potenciar la eficacia de la fibra (no es aconsejable tomar fibra sin agua; tiene el efecto de un ladrillo).
• Evitar tumbarse en el sofá después de comer, ¡aunque sea tentador, hay que resistirse!

Recuperar el placer de moverse

Mediante el deporte u otras actividades físicas: ir a la piscina, pasear, correr, patinar, montar en bicicleta, bailar… La actividad física ayuda de manera indirecta al tránsito intestinal (el sedentarismo puede provocar una digestión lenta).

Comer de manera equilibrada y hacer de la fibra tu mejor amiga

Comer la máxima cantidad posible de verduras, semillas o cereales (si no estás acostumbrado, ve aumentando las raciones de manera progresiva). La fibra mejora el tránsito intestinal y propociona una sensación de saciedad.

Alimentación alegre

Para que te entren por los ojos y en tu interior se desencadene una cascada de jugo gástrico, elige alimentos con gran variedad de colores (sus pigmentos, llamados «polifenoles», hacen que sean muy ricos en antioxidantes). Déjate llevar por tu creatividad y juega con los colores: un día, la comida puede ser de color naranja rojizo y, al siguiente, ¡multicolor!

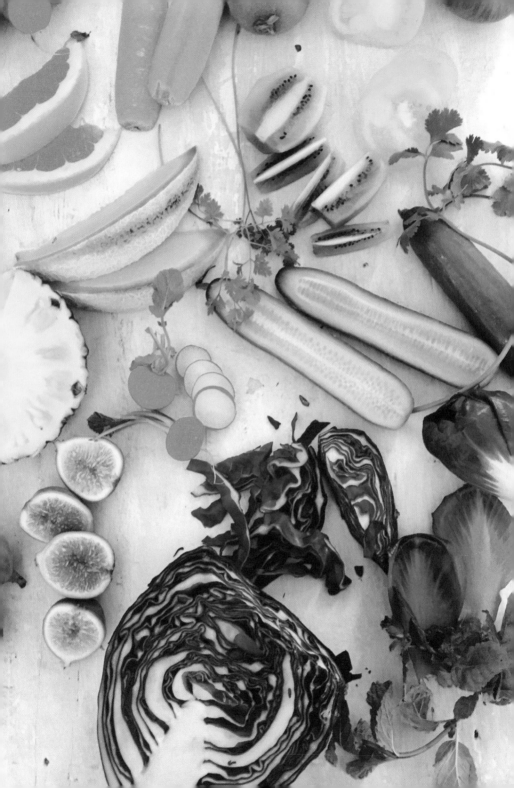

CASOS PRÁCTICOS

Molestias intestinales, gases, hinchazón abdominal, cansancio, migrañas, eccema, etc. ¿Y si estos síntomas tienen una razón de ser? ¿Tal vez el cuerpo trata de llamar la atención sobre algo tan simple como la digestión y el estado de la flora intestinal?
En este capítulo, emprenderás una investigación digna de Sherlock Holmes, en la que quizá encuentres esos síntomas que arrojen algo de luz sobre tu investigación intestinal particular.

Lily: parece que esté embarazada después de comer

Posibles síntomas

- Hinchazón del vientre casi inmediatamente después de comer (aunque por las mañanas esté plano)
- Fuertes gases, dolores intestinales
- Mala digestión de los alimentos grasos
- Diarrea
- Estreñimiento
- Náuseas
- Pérdida de peso, malnutrición, carencias
- Cansancio
- Reacción autoinmune

El exceso de grasas malas conlleva una mala digestión y la hinchazón del vientre

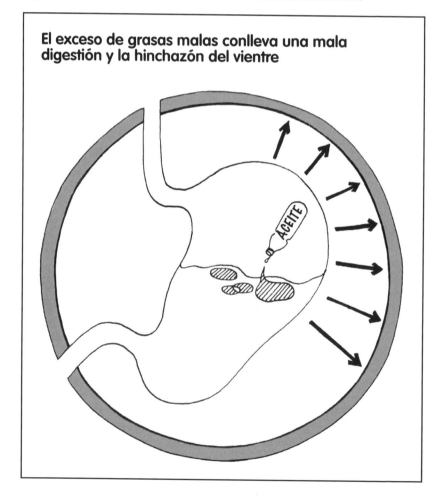

El origen: el sobrecrecimiento bacteriano intestinal (SBI)

El SBI es una infección provocada por una superpoblación bacteriana. Esas bacterias provienen del intestino grueso y llegan al intestino delgado debido a diversos problemas que vamos a estudiar. Producen toxinas a partir de alimentos que se han digerido parcialmente (nunca repetiremos lo suficiente lo importante que es masticar bien, tomar enzimas digestivas, etc.). Esas toxinas generan hidrógeno y/o metano, lo que produce gases y una rápida hinchazón del vientre después de comer. Las bacterias que se encuentran de forma anormal en el intestino delgado también van a aprovecharse de los preciados nutrientes que acabamos de ingerir, de ahí la pérdida de peso y el cansancio, pues nuestro organismo no ha obtenido los nutrientes esenciales necesarios para proporcionar la energía que precisa. El tratamiento convencional consiste en la prescripción de antibióticos (¡en ese caso, no olvides los probióticos!) y en una dieta de bajo índice glucémico prescrita por un nutricionista o un dietista.

Análisis de las causas

• Causa 1: una alimentación desequilibrada
La causa más frecuente del SBI es una alimentación desequilibrada: consumo excesivo de glúcidos refinados de absorción rápida, de alimentos procesados (platos preparados), escasez de verduras y de fibra e ingesta habitual de alcohol.

• Causa 2: una mala secreción de jugo gástrico
La producción de ácido gástrico es indispensable para protegernos contra las bacterias patógenas. Su elevado número resulta problemático, ya que pueden dañar la mucosa del intestino delgado (las vellosidades) y que este deje pasar moléculas grandes al torrente sanguíneo, lo que provoca una serie de complicaciones en el sistema inmunitario (enfermedad autoinmune, intolerancia alimentaria e inflamación generalizada). Además, esas bacterias patógenas pueden alterar el aporte de ácido biliar que necesita el organismo para poder absorber los lípidos.

• Causa 3: una disfunción de la válvula ileocecal
Al contrario que en el intestino grueso, hay pocas bacterias que vivan en el intestino delgado. Además, las bacterias son muy diferentes según el medio: las del intestino grueso son esencialmente anaeróbicas (viven en un medio sin oxígeno), mientras que las del intestino delgado son aeróbicas (necesitan oxígeno para vivir). El SBI puede deberse a una disfunción de la válvula ileocecal, que separa el intestino delgado del grueso: entonces las bacterias del

intestino grueso ascienden y se instalan en el intestino delgado, lo que provoca daños importantes.

• Causa 4: el SBI está relacionado con el SCI
Cuando se reduce el número de bacterias con una dieta de índice glucémico bajo, las personas que también padecen SCI (síndrome del colon irritable; véase el caso de Mark en p. 77) experimentan una clara mejoría, lo que demuestra que ambas patologías están relacionadas.

Recomendaciones
• Consultar a un médico para que confirme el diagnóstico. El SBI puede identificarse con un análisis de orina o de heces. En última instancia, existen laboratorios privados que ofrecen un test respiratorio de glucosa, hidrógeno y metano, lo que permite dar una idea en cuanto al SBI.
• Antibióticos: solo deben tomarse bajo prescripción del médico de cabecera o del gastroenterólogo.
• Probióticos.
• Tratamiento a base de plantas y hierbas medicinales (consulta a un naturópata, que te aconsejará).
• Dieta FODMAP de bajo índice glucémico, con la supervisión de un dietista o de un nutricionista.
• Cura de vitaminas: el SBI está relacionado con la carencia de vitaminas B1, B3, B12, A, D, E y de hierro.

Qué evitar
• Platos precocinados
• Glúcidos de absorción rápida y derivados del azúcar que están presentes sobre todo en los refrescos, los chicles, las barritas azucaradas y en una gran cantidad de platos precocinados. ¡Si sueles leer las etiquetas, ve detrás de la fructosa, el sorbitol, el manitol, el xilitol y el maltitol!
• Grasas saturadas (grasas de la carne, las patatas fritas, los dulces, etc.). Hay que diferenciarlas de las grasas buenas recomendadas (aceite de oliva, alimentos ricos en omega 3 y omega 6, etc.).
• Prebióticos (¡por una vez!), porque la mayoría son a base de glúcidos.
• El alcohol, incluso en pequeñas dosis.

Antoine: un tipo duro que se convierte en un gatito dormilón después de comer

Posibles síntomas

- Digestión pesada que incapacita (descenso radical de energía)
- Ganas apremiantes de tumbarse; los párpados pesan
- Cansancio inusual
- La cabeza da vueltas y la concentración disminuye
- Dolor de estómago, hinchazón, sensación de bloqueo en el estómago, fuertes ruidos intestinales
- Estreñimiento, heces blandas

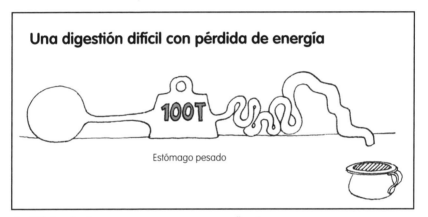

Una digestión difícil con pérdida de energía

Estómago pesado

Análisis de las causas y recomendaciones

• Causa 1: una masticación insuficiente

Al comer muy deprisa y masticar mal, nos tragamos trozos grandes que son difíciles de digerir. Empieza adquiriendo nuevos hábitos en la mesa y observa si así disminuyen los síntomas. Respira bien entre bocado y bocado, ¡aunque sea difícil cuando tenemos hambre! Llegado el caso, utiliza palillos chinos para comer más despacio.

Mastica lentamente y durante mucho tiempo para dejar que la saliva ejerza su papel principal: que tragar sea más fácil y aportar enzimas digestivas.

• Causa 2: alimentos que alteran el proceso

Para identificar a los alborotadores, escribe un diario durante dos a tres semanas, en el que anotarás todas tus comidas, así como las reacciones y sensaciones que se producen en tu cuerpo.

Fíjate si ese estado digno de Garfield sobreviene siempre después de comer o solo tras una comida copiosa y grasa. O si sucede al ingerir un alimento o un tipo de alimento concreto: grasas animales o vegetales, nueces o cacahuetes, carne roja (¿te suele costar digerir la proteína animal?), huevos, lácteos... Los alimentos muy grasos y las proteínas requieren más energía del sistema digestivo y concentran la irrigación sanguínea en detrimento de las extremidades del cuerpo. ¿Resultado? Tienes los pies y las manos fríos y la cara pálida. Esto es porque ciertas funciones fisiológicas se suspenden temporalmente para ayudar al intestino que sufre una digestión pesada. Consulta entonces a un gastroenterólogo.

Toma un suplemento alimenticio para favorcer la digestión o enzimas digestivas y observa si hay mejoría (¿menos cansancio? ¿una digestión más fácil?). Una intolerancia alimentaria provoca cansancio y hace que la digestión sea menos eficaz; consulta a un alergólogo para confirmarlo.

Qué comer y qué beber

- En un primer momento, priorizar los platos fáciles de digerir: purés de verduras, sopas, caldos y verduras lactofermentadas.
- Añade a tus zumos y batidos de frutas proteínas vegetales en polvo (véase el apartado «Direcciones»).
- Semillas germinadas (véanse sus propiedades en p. 168).
- Infusiones amargas (manzanilla, rábano negro, achicoria, cardo mariano, fenogreco, jengibre, té verde) entre las comidas. Favorecen la producción de bilis y las secreciones gástricas necesarias para el fraccionamiento de las proteínas y los lípidos.
- Kéfir, para la flora intestinal (con efecto prebiótico).

Qué evitar

- Lanzarse sobre la comida y tragar trozos grandes muy deprisa.
- Comidas copiosas y grasas (para comprobar si el problema proviene de ahí).
- El café.
- Tumbarse inmediatamente, ya que dificulta la digestión.

Kit de emergencia para obtener energía

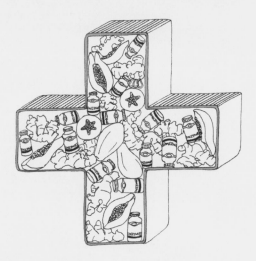

Batidos ácidos o amargos antes de comer. Por ejemplo, de limón, jengibre, naranja, espinacas, papaya, alcahofa o rúcula.

Suplemento de enzimas para favorecer la digestión antes de comer.

Probióticos

Vitamina C

Dar un paseo tranquilo después de las comidas para mejorar la digestión y, de paso, reactivar la circulación sanguínea.

Si te puede el cansancio, echar una minisiesta, pero sentado.

Lou: una niña que siempre tiene hambre a la media hora de comer

Vaivén entre el hambre y la saciedad rápida

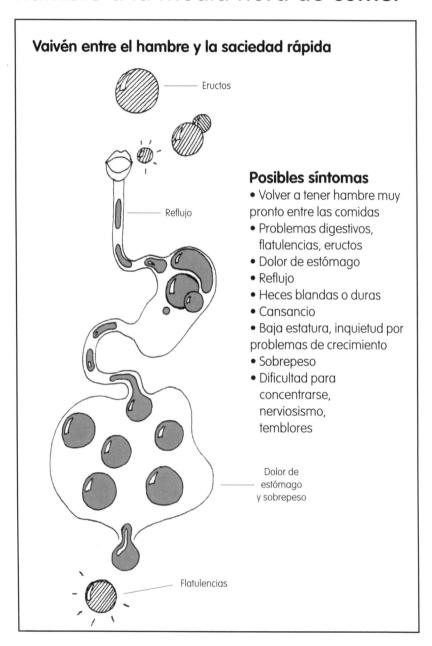

Eructos

Reflujo

Posibles síntomas
- Volver a tener hambre muy pronto entre las comidas
- Problemas digestivos, flatulencias, eructos
- Dolor de estómago
- Reflujo
- Heces blandas o duras
- Cansancio
- Baja estatura, inquietud por problemas de crecimiento
- Sobrepeso
- Dificultad para concentrarse, nerviosismo, temblores

Dolor de estómago y sobrepeso

Flatulencias

El origen

Experimentar una sensación de hambre es un proceso sencillo, ¿no? El organismo nos avisa de que necesita nutrientes para proporcionar la energía que hace falta para los esfuerzos requeridos. El único problemilla de esta teoría es que los sentidos pueden engañarnos y comamos sin hambre:

• Cuando es «la hora de comer» (comidas con amigos u horarios de comidas en el trabajo)
• Para satisfacer emociones: tristeza, ansiedad, estrés, etc.
• Por un desarreglo hormonal que influye en la saciedad o en el hambre
• ¡Por pura gula!

Análisis de las causas

• Causa 1: Lou come demasiado deprisa y traga mucho aire
Lou, como muchos niños, es impaciente. Cuanto antes termine de comer, antes podrá volver a jugar. Así que no pierde el tiempo en masticar y se traga trozos demasiado grandes. Además, habla mucho, lo que le da sed y hace que se beba de un trago un vaso de agua (¡justo lo contrario de lo que hay que hacer!). Entonces deja de comer, anuncia que ya no tiene hambre y que le duele mucho la tripa (se masajea un poco el vientre). A continuación, expulsa eructos y gases que la alivian temporalmente y puede volver a tomar algún bocado.

• Causa 2: intolerancia o alergia
Todos los síntomas pueden ser los típicos de una intolerancia o de una alergia alimentaria. Consultar con un alergólogo para recibir un diagnóstico.

• Causa 3: desarreglo hormonal
Detrás de nuestro comportamiento alimenticio se esconden dos hormonas: la ghelina, que abre el apetito antes de comer, y su colega antagonista la leptina, mensajera de la saciedad. Un desarreglo hormonal puede causar confusión y una (falsa) sensación de hambre. A largo plazo, las consecuencias pueden ser importantes: aumento de peso, diabetes de tipo 2, desequilibrio hormonal, trastornos del comportamiento (sueño alterado, la concentración, el humor, etc.), pues se pone en marcha un círculo vicioso.

• Causa 4: metabolismo
Todos somos diferentes y nuestras necesidades energéticas varían muchísimo en función de la edad, del grado de actividad y también del metabolismo. Algunos tienen la suerte de comer lo que quieran y mantener la línea sin esfuerzo; otros deben vigilar más su alimentación. Por tanto, hay que estar atento, conocer cómo funciona el propio cuerpo y saber adaptarse a él ajustando la

cantidad y la naturaleza de los alimentos. De esta manera, si tu metabolismo es lento o no tienes mucho apetito, más que obligarte a comer mucho en el almuerzo o en la cena, o tener hambre el resto del día, no dudes en repartir varios tentempiés entre las comidas, por ejemplo.

Recomendaciones

• Suprimir el picoteo antes de las comidas: compotas, fruta, caramelos, galletitas saladas o bebidas. Ocupan el lugar destinado a los platos nutricionales, tanto para los niños como para los adultos.

• Dedicar algo de tiempo a explicar el sistema digestivo a los niños, con apoyo de la ilustración de la página 11, para que entiendan cómo funciona y lo importante que es masticar bien para que la comida se digiera correctamente.

• Cortar los alimentos en trocitos para evitar abalanzarse sobre la comida.

• Establecer pequeñas pausas entre bocado y bocado si se va muy rápido.

• Privilegiar los glúcidos lentos y los platos contundentes repletos de proteínas vegetales y animales, para que la sensación de saciedad dure el máximo tiempo posible (por ejemplo, las recetas pp. 148, 166, 178 y 268).

• Tomar uno o dos pepinillos antes de sentarse a la mesa, para favorecer la producción de ácido gástrico.

• Potenciar los alimentos ricos en omega 3 y omega 6, para mejorar la regulación hormonal leptina-ghrelina. Si la carencia es muy acusada, existen suplementos con omegas para niños: consulta con un profesional sanitario.

• Vitaminas y oligoelementos.

• Probióticos para equilibrar la flora intestinal.

Qué evitar

• Dejar un juego o una película a medias durante la comida, pues el niño tendrá menos ganas de quedarse en la mesa.

• Una alimentación demasiado rica en glúcidos de absorción rápida: pan blanco, arroz blanco, pasta (optar por pan, pasta y arroz integrales), fruta que se digiere demasiado rápido.

• Caramelos, patatas fritas, pan, refrescos, siropes, dulces o similares antes de comer y entre las comidas.

Lisa: tiene un aliento horroroso durante todo el día

La halitosis

Posibles síntomas
- Mal aliento al despertar o en cualquier momento del día
- Olor pestilente
- Lengua cubierta de una película blanca
- Problemas digestivos, reflujo, diarrea, estreñimiento, digestión lenta, flatulencias

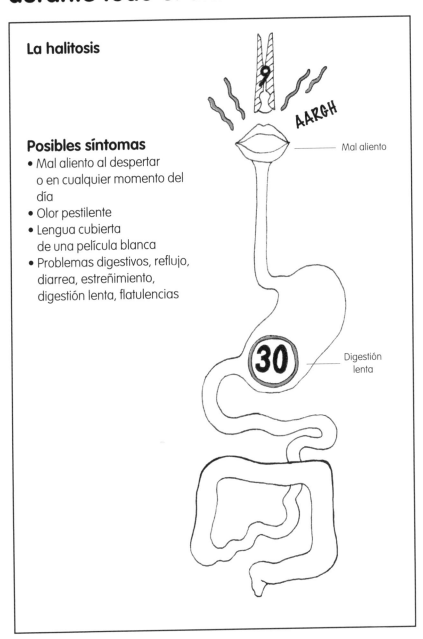

AARGH

Mal aliento

Digestión lenta

Análisis de las causas y recomendaciones

• Causa 1: bacterias dentro de la boca
Cepillarse los dientes tres veces al día durante tres minutos. Pasar un hilo dental entre los dientes para extraer las pequeñas partículas que se quedan enganchadas a pesar del cepillado. Por último, cepillarse la lengua con un raspador de lengua o con el cepillo de dientes para retirar la película de bacterias. Un enjuague bucal que contenga probióticos también puede ser una solución eficaz.

Si el problema persiste a pesar de mantener una higiene correcta, consultar al dentista, que comprobará si el olor se debe a un problema de inflamación de las encías, a caries o a bacterias que se asientan en las encías, en el dorso de la lengua o entre los dientes.

Si observas un punto blanco en las amígdalas, puede tratarse de un tonsilolito (tejido de aspecto granuloso blanquecino) que provoque el olor o, si has tenido sinusitis, la presencia de pus puede tener las mismas consecuencias. En ambos casos, consultar a un otorrinolaringólogo.

• Causa 2: reflujo, digestión lenta o una disfunción biliar
Tomar probióticos (véase p. 34), pues estas «bacterias buenas» favorecen la desparición de las bacterias patógenas que producen el gas pestilente en el intestino.

Aumentar el consumo de alimentos ricos en enzimas o que ayuden a la digestión, como la piña, la papaya, los pepinillos, las bebidas ácidas (véase la lista en p. 24). También hay suplementos alimenticios para facilitar la digestión o enzimas digestivas.

Las intolerancias o las alergias a alimentos pueden causar mal aliento, acompañado a menudo de diarrea o de estreñimiento.

Consulta a tu médico de cabecera para hablar abiertamente de estos problemas. Este podrá realizar un diagnóstico más preciso o dirigirte a un gastroenterólogo para realizar pruebas más exhaustivas.

• Causa 3: la deshidratación
Provoca la proliferación de bacterias dañiñas, que causan el mal aliento. Además, hablar mucho y durante mucho tiempo reseca la boca y deja vía libre a las bacterias.

Beber a lo largo del día, incluso sin tener sed. ¡Cuando la sed se manifiesta, el organismo ya está deshidratado!

Tener mal aliento por la mañana se debe a la disminución de saliva durante la noche. Por tanto, hay que beber un vaso de agua antes de acostarse y otro al levantarse.

- Causa 4: producción insuficiente de saliva

Hace que la boca se reseque, lo que beneficia a las bacterias responsables del mal aliento. Puede estimularse con medicamentos.

Qué comer y qué masticar

- Especias y hierbas recomendadas contra el mal aliento: anís estrellado para chupar, perejil, menta, semillas de anís (como en los restaurantes indios), cardamomo, cilantro, semillas de hinojo, semillas de eneldo masticables, etc.
- El clavo es una especia que, desde hace siglos, es un antídoto contra el mal aliento: meterlo en la boca, reblandecerlo con saliva y luego masticar y tragar.
- Suplemento de carbón vegetal activado, pues absorbe los malos olores, las bacterias y las toxinas. Se vende en farmacias, parafarmacias y tiendas especializadas en bienestar.

Qué beber

- Agua, agua y más agua: ¡por la mañana, a lo largo del día y un gran vaso antes de acostarse!
- Kéfir (véanse recetas en pp. 100 y 102) para el bienestar de las bacterias beneficiosas del intestino y de la boca.
- Infusiones a base de hierbas medicinales: cúrcuma/té verde, clavo, canela, etc. También puedes usarlas como enjuague bucal.

Qué evitar

- Subestimar la importancia de la higiene bucal.
- Aislarse.
- El tabaco, el alcohol, el café, el queso y, a pesar de su acción antiséptica, las cebollas y el ajo.

Adam: ¡si hay un virus en el aire, se lo queda él!

Posibles síntomas

- Debilidad y fatiga
- Enfermedades que se repiten: otitis, anginas, laringitis, gripe, resfriado
- Alergias, intolerancias, eccema

- Enfermedad autoinmune, por ejemplo, artritis, diabetes, lupus, esclerosis múltiple, psoriasis
- Problemas digestivos, reflujo, diarrea, estreñimiento, digestión lenta, flatulencias

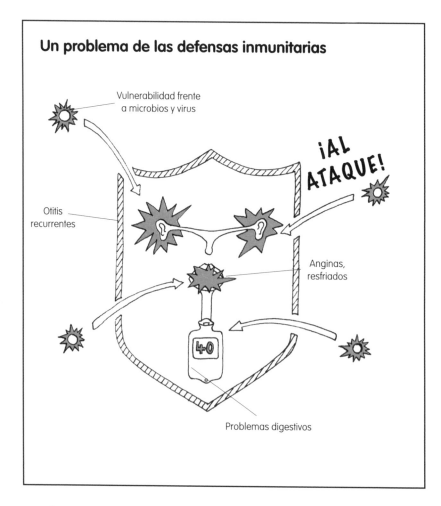

Un problema de las defensas inmunitarias

Vulnerabilidad frente a microbios y virus

¡AL ATAQUE!

Otitis recurrentes

Anginas, resfriados

Problemas digestivos

Análisis de las causas y recomendaciones

Aunque el intestino sea un un órgano digestivo, también desempeña un papel importante en la protección de nuestro organismo. De hecho, el 80 % de las células del sistema inmunitario proceden del intestino. Además, las células del intestino se comunican con las del sistema inmunitario.

• Causa 1: un sistema inmunitario exhausto
Lo que da como resultado un predominio de las bacterias patógenas.

• Causa 2: un sistema inmunitario demasiado activo
Contraataca a todo y a nada.

KIT DE EMERGENCIA CONTRA LOS VIRUS
• Seguir una cura de vitaminas (C y D), minerales y oligoelementos junto a una alimentación saludable, perfecto si es rica en ácidos grasos esenciales: pescado, marisco, semillas de chía, aceite de lino, aceite de oliva (y/o suplementos de omega 3 y 6 en comprimidos), cereales integrales, fibra, antioxidantes (frutas y verduras) y proteínas animales (en pocas cantidades).
• Consumir más alimentos ricos en selenio: marisco, ajo, semillas de girasol, huevos, pescado (también lo hay como suplemento dietético).
• Consumir más alimentos ricos en zinc: nueces, arroz integral, pescado (que también contiene omega 3), cacao, semillas, carne roja, trigo sarraceno, clorela (alga verde). También lo hay como suplemento.
• Para prevenir, y durante el tratamiento, tomar unas gotas de equinácea (una planta centenaria de los amerindios). Funciona de maravilla para gripes, resfriados e infecciones virales; debe tomarse desde los primeros síntomas.
• Beber infusiones de jengibre o comer jengibre confitado.
• Aumentar el aporte de probióticos y de fermentos lácticos (las bacterias intestinales buenas).
• Limitar el consumo de lácteos (un tema muy controvertido), ya que se les achaca el aumento de la producción de moco.

• En ambos casos:
Consultar al médico de cabecera, quien podrá prescribir unos análisis si los síntomas persisten. Igualmente, podrá dirigirte al otorrinolaringólogo o a otro especialista.
Consultar a un nutricionista o a un dietista para comprobar si esa hipersensibilidad del sistema inmunitario se debe a intolerancias alimentarias. El sistema inmunitario se debilita al consumir durante un largo período de tiempo alimentos que el cuerpo no tolera.
Aumentar el consumo de alimentos ricos en enzimas o que favorezcan la digestion, como la piña, la papaya, los pepinillos y las bebidas ácidas (véase lista en p. 24). También hay suplementos dietéticos para favorecer la digestión o enzimas digestivas.

• Causa 3: estrés, ansiedad…
Dormir lo bastante (7 horas como mínimo).
En caso de depresión, estrés, ansiedad o, por ejemplo, enfermedad de un ser querido, lo mejor es abrirse y hablar de ello, así como seguir una terapia. Aprender algún método para relajar la mente: meditación, sofrología (saber respirar bien es fundamental).
Hacer deporte.

Qué comer, qué masticar y qué beber
• Especias y hierbas antisépticas: cúrcuma, tomillo, setas (sobre todo, las shiitake), ajo, caldo de pollo casero, menta fresca
• Propóleos
• Suplemento dietético a base de ginseng
• Consultar a un naturópata experto en plantas medicinales
• Agua con limón durante todo el día
• Kéfir (véanse recetas en pp. 100 y 102) para el bienestar de las bacterias buenas del intestino
• Infusiones de cúrcuma, té verde, citronela, manzanilla, regaliz, menta verde, jengibre, canela, escaramujo

Qué evitar
• Comer sin lavarse las manos. Saludar con un beso cuando te encuentras débil desde el punto de vista inmunitario. Acostumbrarse a tener cuidado con lo que se toca, y lavarse las manos con regularidad.
• No hacer nada y esperar a que se pase: habla con tu médico de cabecera.
• Sorberse los mocos en vez de sonarse: todas las excreciones rebosantes de bacterias deben expulsarse, al igual que las flemas que suben al toser: hay que escupir.
• Un estilo de vida desequilibrado: mala alimentación, tabaco, alcohol, café.
• Un aporte rico en glúcidos para obtener energía rápidamente cuando no te sientes bien (dulces, tentempiés, pan blanco o refrescos). ¡Eso no te va a curar! Optar mejor por sopas, cereales integrales, verduras al vapor, pescado, etc. Platos sencillos pero saludables.
• No hacer deporte, incluso si no estamos bien del todo: la actividad física estimula las defensas inmunitarias. Elige actividades deportivas suaves (por ejemplo, caminar en vez de correr).

Benoît: maldice las especias y los platos demasiado ácidos que repiten

El reflujo gastroesofágico

Posibles síntomas

- Sensación de ardor a la altura del esófago
- Regurgitación ácida después de comer, junto a un sabor desagradable
- Ardores de estómago
- Tos frecuente, sobre todo después de comer, voz ronca, náuseas, mal aliento
- Dolores a la altura de la espalda, las vértebras y las cervicales; inflamación de las cavidades nasales

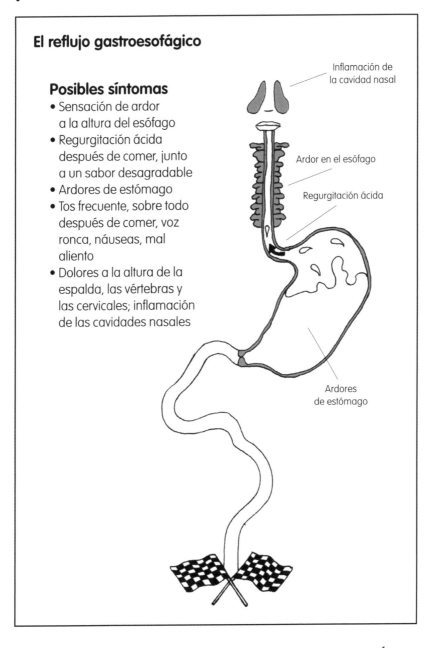

Inflamación de la cavidad nasal

Ardor en el esófago

Regurgitación ácida

Ardores de estómago

Análisis de las causas

El reflujo gastroesofágico consiste en el regreso al esófago de lo que ya se ha ingerido. Nuestra pared esofágica no está preparada para soportar las secreciones gástricas ácidas que provienen del estómago, ni enzimas tan potentes como la pepsina (¡no olvides que es la que digiere las proteínas!), por lo que el esófago se inflama, lo que se percibe como un ardor.

Recomendaciones

• Cuidar la flora intestinal, especialmente con probióticos.
• Localizar eventuales intolerancias o alergias alimentarias.
• Tomarse en serio los síntomas y consultar a un médico.
• En vez de tomar medicamentos que disminuyan el ácido gástrico, reforzar el mecanismo de cierre del esfínter esofágico inferior con curas de vitaminas y minerales, sobre todo magnesio, calcio, omega 3 y omega 6.
• Visitar a un osteópata o a un cinesiterapeuta (háblalo con tu médico) para recibir un tratamiento muscular adecuado.

Alimentos que se recomienda tomar o evitar

Tomar	Evitar
• Infusiones de regaliz, de limoneno, de malvavisco (acudir a un herbolario para más recomendaciones)	• Menta (al relajar los músculos disminuye la eficacia del mecanismo natural antirreflujo) • Bebidas con gas
• Crackers	• Pan blanco
• Almendras, nueces	• Azúcar, chocolate
• Manzanas, plátanos • Brócoli, coliflor, remolacha, pepino, calabaza.	• Limón (salvo en pequeñas cantidades), naranja, pomelo • Cebolla, ajo, especias (permitidas en pequeñas cantidades) • Tomates • Carne roja • Tabaco

Qué evitar

• Automedicarse y consumir medicamentos antirreflujo en exceso.

• Ibuprofeno, aspirina.

• Los platos muy grasos y copiosos, así como el alcohol.

• Tumbarse inmediatamente después de comer. Es preferible dormir con un par de cojines para mantenerse algo incorporado.

• Vestir con ropa demasiado ajustada en el abdomen.

• Un sobrepeso corporal que contribuye a la presión en la parte superior, que aprieta el músculo y favorece la regurgitación ácida.

Camille: sufre dolores de cabeza, problemas para concentrarse y brotes de eccema

Posibles síntomas

- Migrañas
- Problemas de concentración

- Problemas cutáneos: eccema, granos, piel seca y rugosa
- Problemas digestivos, diarrea, estreñimiento

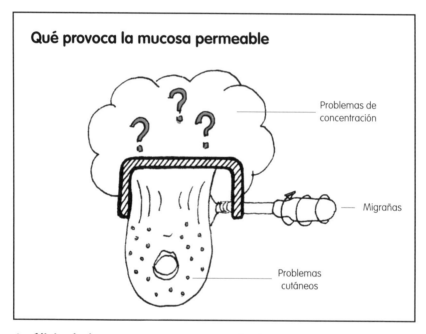

Qué provoca la mucosa permeable

Problemas de concentración

Migrañas

Problemas cutáneos

Análisis de las causas y recomendaciones

- Causa 1: una flora intestinal desequilibrada y una mucosa permeable

La mucosa intestinal, gracias a las uniones estrechas de la pared intestinal, protege al organismo de los alimentos que no se han digerido (péptidos), las bacterias y demás toxinas patógenas. Solo deja que pasen al torrente sanguíneo las moléculas y nutrientes que se han validado. Como consecuencia de una mala alimentación, de una digestión difícil o de tomar antibióticos, las bacterias patógenas se descontrolan y pueden destruir esa fina capa intestinal.

El intestino se vuelve permeable y las bacterias patógenas pasan a la sangre, lo que puede provocar una reacción del sistema inmunitario, inflamación intestinal, enfermedades autoinmunes, una carencia de nutrientes, migrañas, mala concentración y cansancio acusado. Consultar a un nutricionista o a un dietista que te apoye a la reconstrucción de la flora intestinal.

• Causa 2: la culpa es de las toxinas que pasan a espaldas del hígado
Nuestro organismo absorbe una gran cantidad de toxinas:
- presentes en los alimentos,
- debido al embalaje, al modo de conservación o al traspaso de elementos nocivos para la salud (PVC, bisfenol, aluminio, plomo, mercurio, etc.),
- que produce la cocción (por ejemplo, lo que está quemado es cancerígeno),
- que se generan por la putrefacción de los alimentos en los intestinos.

Estos elementos nocivos son un caldo de cultivo favorable para el superdesarrollo de bacterias intestinales malas que, a su vez, producen toxinas como metano, amoníaco y sustancias químicas con efectos dañinos. ¡Es como intoxicarse pero desde dentro! En teoría, el hígado se ocupa de filtrar las toxinas y los desechos, excepto si se sobrecarga a menudo. Entonces, esas toxinas y desechos llegan al torrente sanguíneo y pueden provocar dolor de cabeza, problemas de concentración, etc.

• Causa 3: intolerancias/alergias
Fuentes más comunes de alergias alimentarias:
- Gluten (proteínas de ciertos cereales): trigo, centeno, trigo de Khorasan
- Lactosa (azúcar de la leche); la alergia a las proteínas de la leche no es tan frecuente
- Cítricos: lima, limón, naranja, pomelo, mandarina
- Plantas solanáceas: tomate, berenjena, patata, pimiento, chile, pimentón
- Huevo
- Cacahuetes y nueces en general
- Levadura
- Azúcares
- Soja

En principio, cualquier alimento puede causar una alergia o una intolerancia desde el momento en que el sistema inmunitario lo detecta como «sospechoso» fuera de la barrera intestinal.
Para tu información, existen laboratorios privados fuera del circuito médico especializados en pruebas de intolerancia alimentaria (basados en el análisis de anticuerpos IgG). Por desgracia, son bastante caros y no son fiables al cien por cien pero, como último recurso, pueden darte una pista.

Qué comer y qué beber

- Probióticos (como suplemento dietético o mediante yogures con bífidus)
- Tomar alimentos prebióticos (véase p. 37)

- Privilegiar la fibra
- Beber mucha agua para evitar deshidratarse y eliminar toxinas

Reforzar la pared intestinal con:
- Aloe vera (en botella)
- Glutamina (suplemento)
- Clorela (alga verde)
- Ácidos grasos esenciales omega 3 (aceite de lino, de colza, de nueces), omega 6 (aceite de colza, de nueces, de soja, de borraja, de onagra),

omega 7 (nuez de macadamia, sésamo, espino amarillo) y omega 9 (avellanas, aguacate, aceite de oliva)
- Vitamina B5
- Antioxidantes, vitaminas C y E
- Zinc
- Selenio

Qué evitar

- Una alimentación demasiado rica en azúcares y en alimentos procesados que no aporta suficientes nutrientes y que alimenta las bacterias malignas del estómago.
- Seguir tomando alimentos sospechosos de provocar los síntomas.
- Tomar antiinflamatorios a largo plazo. Los antiinflamatorios no esteroideos (como aspirinas o ibuprofeno) ofrecen un alivio temporal pero es necesario buscar el origen del problema.

Anne: nunca es feliz aunque todo le vaya bien

Posibles síntomas

- Sensación de estar «apagado», pérdida de la alegría, leve depresión
- Ansiedad
- Ganas de tomar dulce, gula
- Aumento de peso

- Trastornos del sueño, desvelos nocturnos
- Enfermedades virales frecuentes (constipados, gastroenteritis, etc.)
- Problemas digestivos, gases, dolor de estómago

Lo qué provoca un desequilbrio de la flora intestinal al inhibir la producción de serotonina

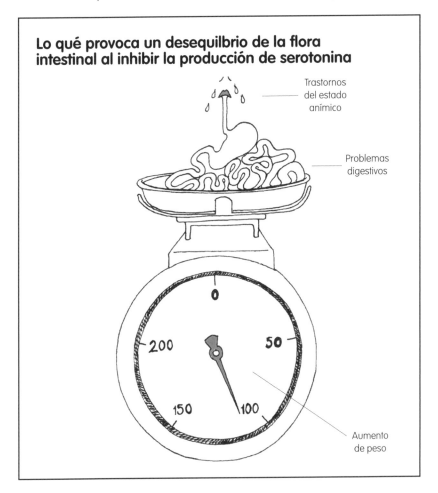

Trastornos del estado anímico

Problemas digestivos

Aumento de peso

Análisis de las causas

• Causa 1: la inhibición de la producción de serotonina
Ya hemos visto que los desequilibrios de la flora intestinal nos afectan mental-
mente. Como el intestino mantiene una estrecha comunicación con el cerebro,
la causa de estos trastornos puede ser un cambio en los neurotransmisores.
El 90 % de la producción de serotonina (la hormona de la felicidad) se da en el
intestino a partir de un aminoácido, el triptófano. Este neurotransmisor es de
vital importancia para regular el sueño (la hormona del sueño es la melatonina,
que se sintetiza a partir de la serotonina) y, sobre todo, el buen humor. Por tanto,
una escasez de triptófano por culpa de una disfunción intestinal puede mani-
festarse mediante trastornos anímicos (depresión, mal humor, letargo, etc.).

• Causa 2: un estado neurológico que afecta a la flora intestinal
También sucede a la inversa: los trastornos neurológicos pueden convertir
una flora intestinal sana en un medio intestinal dominado por las bacterias
patógenas.

• Causa 3: la falta de sol
El sol también regula el estado anímico, pues una disminución de luz puede
mermar la producción de serotonina en el cerebro. ¡Cuanto más tiempo se
pasa al sol, más sube el porcentaje de serotonina! Durante el verano es perfecto, pero ¿y en invierno? Para no deprimirte, fíjate en los escandinavos, que
viven largos meses privados de luz solar: muchos han invertido en lámparas
de luminoterapia (se usan por la mañana), que ayudan a producir serotonina de
manera artificial. Además, los ácidos grasos omega 3 y la vitamina D también
repercuten favorablemente en ese preciado neurotransmisor.

Recomendaciones

Atención: el mero hecho de aportar triptófano mediante la alimentación no
garantiza un cambio inmediato. De hecho, para que se sintetice, es necesario
que una cocción demasiado fuerte no haya acabado con él (es frágil). Una
vez en el torrente sanguíneo, debe atravesar la barrera hematoencefálica: allí
compite con muchos otros aminoácidos para entrar en el cerebro (y unirse a los
receptores). Para que tenga más oportunidades de conseguirlo, debes saber
que, si tomas glúcidos, la insulina que segregan para llevar azúcar a las células
hace que disminuya el resto de aminoácidos, dejando vía libre al triptófano.
• Probióticos (para reequilibrar la flora intestinal)
• Prebióticos: verduras lactofermentadas y lista de la p. 84

• A mediodía, de 6 a 8 horas antes de acostarse, comer alimentos ricos en proteínas que contengan triptófano y acompañarlos de glúcidos para que las proteínas se digieran y puedan entrar en el torrente sanguíneo (en dirección al cerebro):

- Semillas de calabaza
- Carne (carne roja, aves) e hígado
- Pescado (salmón, sardinas, caballa, atún, gambas, etc.)
- Huevos
- Soja
- Queso gruyère
- Leche
- Queso parmesano
- Tomate
- Plátano (véase p. 110)

- Maíz
- Chocolate
- Anacardos, almendras, cacahuetes
- Semillas de sésamo
- Judías blancas y pintas, lentejas
- Arroz
- Cebada
- Aceite de oliva
- Perejil

• Vitaminas, minerales y oligoelementos que ayudan a sintetizar el triptófano, la serotonina y la melatonina: zinc, magnesio, vitaminas B3, B6, B9, C, D y omega 3.

• A falta de sol, hacer deporte o pasear (el efecto que se obtiene es comparable).

Qué evitar

• Quedarse solo. ¡Debes hablar con el médico, pero también con tus seres queridos!

• Llevar un estilo de vida estresante, la falta de sueño, el sedentarismo.

Benjamin: un día tiene estreñimiento, y al otro, diarrea

Posibles síntomas

- Diarrea, heces líquidas, blandas y viscosas
- Estreñimiento, heces duras que forman bolas individuales y pueden ser grises o claras
- Cansancio (crónico)

- Pérdida de peso
- Dolor, calambres en el intestino
- Problemas cutáneos (acné, eccema, psoriasis)
- Dolor de cabeza y migrañas
- Mal aliento

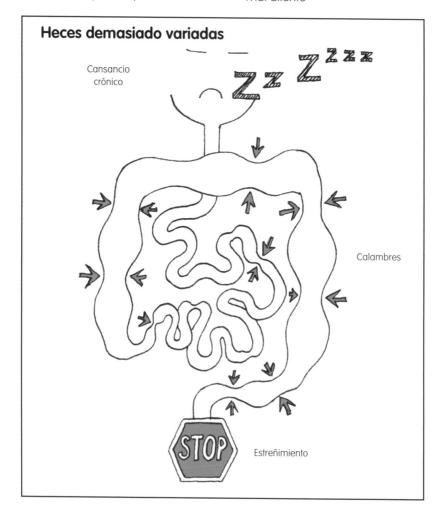

Heces demasiado variadas

Cansancio crónico

Calambres

Estreñimiento

Análisis de las causas

• Causa 1: malos hábitos alimentarios

Benjamín ama la vida y no quiere privarse de nada. Tiene muchas comidas con amigos, a menudo acompañadas de abundante vino, sus cenas en familia son copiosas (carne, platos gratinados, queso) y a mediodía come a toda prisa (un bocadillo u otro tipo de comida rápida). En una palabra, está maltratando su intestino y todo su organismo. Una dieta semejante en un período de tiempo muy corto no es desastrosa pero, con el tiempo, Benjamín muestra los primeros síntomas de una digestión difícil. No tomar suficiente fibra al comer y no beber bastante agua puede provocarle estreñimiento crónico. Es muy importante defecar a diario, ya que los alimentos se almacenan en los intestinos, donde se pudren. Esta putrefacción es un paraíso para las bacterias dañinas patógenas, pues se alimentan de ella, con lo que se multiplican y pueden romper el equilibrio de la flora intestinal. La fibra sirve para acelerar el paso del quimo (la bola de alimentos digeridos parcialmente) por el tránsito. Por si fuera poco, la fibra atrapa a su paso las bacterias patógenas para expulsarlas. Además, estas también pueden ser las responsables del olor pestilente en el baño.

• Causa 2: intolerancias/alergias alimentarias

El estreñimiento o la diarrea pueden estar relacionados con intolerancias o alergias. Consultar a un alergólogo para recibir un diagnóstico.

• Causa 3: un estado inteso de estrés influye en el intestino

Existe una relación muy estrecha entre la tensión nerviosa (estrés, trastornos, ansiedad) y los problemas intestinales, que provoca una aceleración del tránsito. Como el agua no tiene tiempo de absorberse en el intestino grueso, como debería ser, hace que las heces sean blandas o, incluso, provoca diarreas.

• Causa 4: parásitos intestinales (especialmente al regresar de un viaje)

Al ir de vacaciones, sobre todo en la zona intertropical, y tomar comida local pueden atraparse parásitos (larvas) que se instalan en el intestino. En caso de problemas intestinales al volver de vacaciones, consulta a tu médico de cabecera. Los análisis de heces en un laboratorio pueden confirmar el diagnóstico fácilmente.

Recomendaciones

KIT DE EMERGENCIA CONTRA EL ESTREÑIMIENTO
- Agua (fundamental para no deshidratarse)
- Fibra vegetal y cereales (y agua para facilitar el tránsito)
- Probióticos
- Ciruelas pasas, orejones, higos secos
- Kiwi
- Remolacha rallada cruda
- Semillas (lino, calabaza, almendras…)
- Magnesio
- Ácidos grasos esenciales omega 3 y omega 6
- Vitamina C
- Practicar ejercicio físico: pasear, correr, nadar, bailar…
- Aprender a ser zen en el baño: ¡tomarse su tiempo, sin prisas!

KIT DE EMERGENCIA CONTRA LA DIARREA
- Agua (fundamental para no deshidratarse)
- Probióticos
- Arroz cocido
- Gachas (véase receta en p. 124, pero sin manzana)
- Puré de patata (sin mantequilla ni nata)
- Plátanos muy maduros
- Sopas
- Pasta (sin mantequilla, nata o queso)
- Caldos para tomar a lo largo del día
- En caso de niños y personas mayores delicados, buscar siempre ayuda médica, ya que se deshidratan más rápido y deben tomar suero para rehidratarse (a la venta en farmacias)
- En caso de no tener una farmacia cerca: beber agua con azúcar y sal para evitar una deshidratación severa (produce el mismo efecto que el suero)
- Ser muy cuidadoso con la higiene: lavarse bien las manos y usar una toalla limpia; limpiar el baño regularmente
- Evitar automedicarse: consultar siempre a un médico o a un farmacéutico y explicar los síntomas

Qué evitar hasta encontrarse mejor
- En ambos casos: café, lácteos (excepto yogur), carne, pescado y platos grasos
- En caso de diarrea: fruta, vitamina C, té

Mark: nada le sienta bien

El intestino caprichoso

Posibles síntomas
- Gases, flatulencias, hinchazón
- Dolor intestinal, ardores sin poder precisar exactamente dónde
- Heces frecuentes durante todo el día: estreñimiento o diarrea (con la sensación de no haber terminado)
- Pérdida de peso importante
- Reflujo
- Hemorroides
- Agotamiento, sensación de no estar en buena forma
- Estado psicológico débil, ataques de ansiedad, fobia a vomitar repentinamente, sensibilidad extrema
- Problemas cutáneos (granos, eccema)

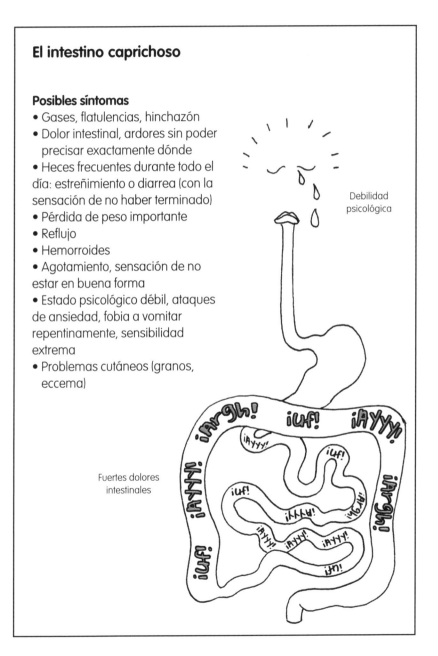

Debilidad psicológica

Fuertes dolores intestinales

El origen: el síndrome del colon irritable (SCI)

El síndrome del colon irritable es una patología que se caracteriza por la hipersensibilidad de los nervios y los músculos del intestino. Un tratamiento puede aliviar los síntomas mientras se determina qué lo provoca exactamente y poder curarse. Los acontecimientos ligados al estrés o a un trauma pueden desencadenar crisis de SCI. El sistema nervioso juega un papel determinante en el SCI, de ahí que ciertos pacientes hayan recurrido a la hipnosis con buenos resultados (de hecho, la hipnosis puede mejorar el estado general de los afectados).

Causas y remisión de los síntomas de Mark

A pesar de una multitud de pruebas —desde pruebas de la función hepática y renal a continuos análisis de sangre, pasando por una endoscopia para localizar posibles parásitos intestinales—, los médicos no consiguen determinar la causa de todos sus males (Mark es una persona real que ha sufrido los síntomas descritos anteriormente). Un amigo suyo, que conoce sus problemas de salud, le habla de un laboratorio en Inglaterra especialista en realizar análisis de sangre para detectar intolerancias alimentarias (véase el apartado «Direcciones»). Lo contacta, recibe un kit de análisis para hacerlos en casa y luego se lo reenvía por correo. El laboratorio analiza 175 alimentos diferentes y detecta que Mark sufre una complicación con el hongo *Candida albicans*, que vive en el intestino en pequeñas cantidades. No suele dar problemas, excepto si aumenta en exceso (por ejemplo, después de tomar muchos medicamentos, sobre todo antibióticos y corticoides, que desequilbran la flora intestinal). Su propagación también se debe a un consumo excesivo de azúcar (dulces, pan blanco, etc.). Una vez que se ha identificado el problema, Mark consulta a una nutricionista, quien le prescribe una dieta anticándida: para mermar las fuentes de alimentación de este hongo se reduce el azúcar y los alimentos que contengan levadura. Unos meses después, a Mark le ha cambiado la vida. Se siente en forma y con una energía que llevaba años sin experimentar, su piel está sana y sus problemas digestivos han disminuido drásticamente. Cuando la flora intestinal recupere su equilibrio y los *Candida albicans* no sean más que una pequeña colonia, puede volver a introducir alimentos fermentados con levadura, azúcar, etc.

Recomendaciones

En caso de SCI y de aumento de *Candida albicans*, reducir significativamente el consumo de:

- Levadura (en el pan, los dulces, etc.)
- Azúcar
- Vinagre
- Té
- Cerveza
- Vino
- Alimentos lactofermentados (por desgracia)

Seguir un tratamiento natural complementario:

- Probióticos (tomar por la noche antes de acostarse)
- Aceite de orégano (antiséptico que mata el hongo)
- Ajo (principio activo: alicina)
- Tomillo
- Ácido caprílico (ácido graso del coco): bien en comprimidos, bien mediante el consumo de aceite de coco, por ejemplo
- Extracto de semilla de pomelo: en gotas o como suplemento
- Cocinar con canela y cúrcuma en polvo (para duplicar su efecto, unirlo a suplementos dietéticos de esas especias)
- Infusiones digestivas (véase p. 104)

Qué evitar

- Guardarse para sí el problema. Habla con distintos especialistas médicos, así como con tu entorno para encontrar una solución y sentirte mejor.
- Seguir una dieta sin la ayuda de un profesional (nutricionista o dietista).
- Saltarse la dieta, ni siquiera por unos días. Hay que ser constante para obtener resultados satisfactorios. Cuando la flora intestinal recupere su estado original, podrás reincorporar los alimentos que habías evitado tomar temporalmente.

LAS RECETAS

¿Qué tal? ¿Listo para cuidarte y mimar el intestino? Pues antes de poner en marcha la operación «La clave está en la digestión», dedica unos minutos a leer los últimos consejos, empezando por los secretos de una cocina sana y apetitosa. ¡No, no se trata de ningún elixir misterioso descubierto en un poblado lejano! Cuando hay que manipular y conservar alimentos, todo empieza con una higiene rigurosa, ¡así como elegir las especias y los condimentos indispensables!

Antes de empezar, unos apuntes sobre la higiene y la esterilización de los recipientes

Una breve nota sobre la higiene en general. Desde muy pequeños, hay un mantra que se nos acaba metiendo en la cabeza: debemos lavarnos las manos antes de comer, incluso si, de niños, nos parece una pérdida de tiempo. De adulta, he comprendido qué significa realmente la higiene, ya que una gran cantidad de microorganismos potencialmente peligrosos pueden convertir nuestra vida diaria en una pesadilla. Las bacterias patógenas son portadoras de enfermedades como la gastroenteritis, un buen catarro o incluso la bronquiolitis. Para librarse de una temporada no deseada postrado en la cama y enfermo, existen ciertas técnicas que deben realizarse correctamente: lavarse y aclararse las manos al menos durante 30 segundos, secarse las manos húmedas en una toalla seca y limpia o, cuando no tenemos agua potable ni jabón, frotarse las manos con un líquido limpiador a base de alcohol desinfectante.

Sucede exactamente lo mismo con la higiene y la esterilización de los botes que se van a utilizar para las verduras lactofermentadas. Con unos gestos sencillos para destruir las posibles bacterias patógenas que contienen los botes vacíos, podemos ahorrarnos disgustos. La palabra «esterilización» puede evocar la imagen de un hombre con bata en un laboratorio totalmente blanco que manipula tubos de humeantes líquidos de colores. Afortunadamente, esta visión está muy alejada de lo que es la esterilización o tratamiento térmico, que aplicaremos a los tarros antes de meter dentro nuestras preparaciones.

Solo se trata de lavar muy bien los tarros con agua caliente con jabón y un estropajo nuevo, y luego enjuagarlos. Después, pon a hervir agua en una cacerola y vierte el agua hirviendo en los frascos durante 30 segundos aproximadamente para eliminar las bacterias. Vacíalos y deposítalos bocabajo sobre un trapo limpio. Al cabo de 5 minutos, puedes darles la vuelta y dejar que se sequen. Una vez secos, los tarros están listos para usarse.

La alacena de hierbas, especias y condimentos básicos

Las hierbas, las especias y los condimentos están repletos de elementos beneficiosos para nuestro sistema digestivo. Además, permiten realzar el sabor de los platos. ¡Te presento una breve lista de los frascos y demás ingredientes básicos de larga conservación que te recomiendo que siempre tengas en la alacena!

Hierbas secas
- Romero seco
- Orégano seco
- Albahaca seca
- Tomillo seco

Especias en polvo
- Comino
- Curri
- Canela
- Jengibre
- Pimentón dulce

Semillas y nueces
- Avellanas
- Almendras
- Semillas de calabaza
- Semillas de girasol
- Semillas de hinojo

Otros condimentos
- Ajo (fresco)
- Cebolla (fresca)
- Cubitos de caldo de verduras o de pollo
- Aceite de oliva
- Aceite de sésamo
- Leche de coco
- Salsa de soja
- Crema de sésamo o tahini (se conserva durante mucho tiempo en la nevera)
- Pasta de miso (se conserva durante mucho tiempo en la nevera)

Información práctica
Si hay algo que no encuentras en las tiendas de tu barrio, plantéate comprarlo por internet (véase el apartado «Direcciones»).

Las verduras lactofermentadas

Mucha gente no sabe que se trata del mismo método que para hacer chucrut. Existen pueblos remotos que han utilizado la misma técnica de conservación con frascos de arcilla, simplemente enterrándolos para resguardarlos del calor. Este método de conservación, seguro y económico, consiste en guardar una parte de la cosecha en una mezcla de sal y agua para poder disfrutar de verduras durante el invierno y comerlas durante más tiempo.

Su particularidad es que ostenta un papel muy importante en la digestión, pues los fermentos lácticos que se producen con la fermentación van a:

- mejorar la digestión, pues están repletos de enzimas digestivas y la acción de estos microorganismos facilitan la absorción de los nutrientes

- fortalecer el sistema immunitario

- formar una barrera contra las bacterias patógenas, gracias a su acidez

En la práctica, si no estás acostumbrado a consumirlas, empieza poco a poco, con una o dos cucharaditas al día durante la primera semana, luego ve aumentando las dosis para que no suponga un cambio demasiado brusco para tu flora intestinal (pueden producirse gases y actividad en el tránsito). Para que un cambio que introduzca alimentos nuevos sea beneficioso, debe realizarse poco a poco.

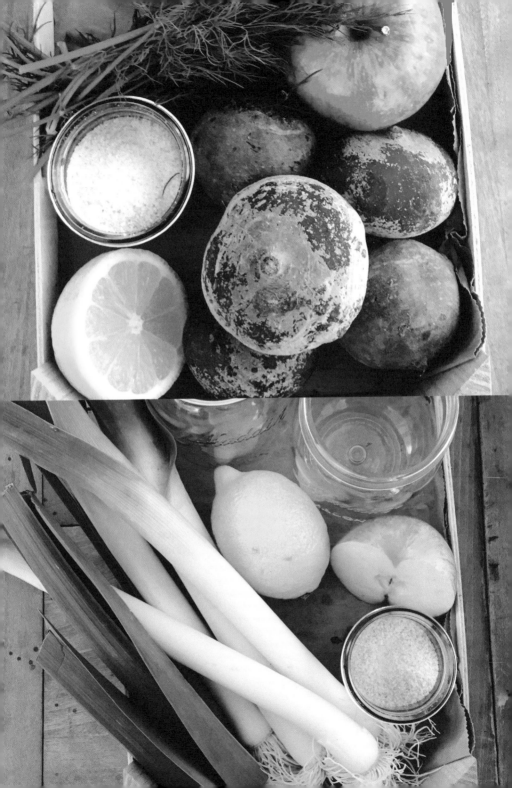

Zanahorias lactofermentadas

 Para 1 tarro de 750 ml  Preparación: 15 minutos 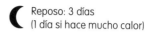 Reposo: 3 días (1 día si hace mucho calor)

450 g de zanahorias
½ manzana pelada y cortada en daditos
2 cucharadas de zumo de limón (más o menos ¼ de limón)
15 g de sal marina
750 ml de agua

• Raspar las zanahorias y rallarlas con un rallador de orificios gruesos.
• En una batidora o un mortero, triturar los daditos de manzana
con el zumo de limón. Añadirlo a las zanahorias.
• Mezclar el agua con la sal.
• Verter la mezcla de zanahorias en un tarro grande esterilizado.
Dar unos golpecitos para que la preparación se reparta de
manera uniforme en el fondo del tarro. Echar el agua: dejar más
o menos 1 cm entre las verduras cubiertas de agua y la tapa.
• Guardar en un sitio que esté a temperatura ambiente y a resguardo
de la luz solar (en un armario, por ejemplo) durante 3 días (uno si hace
mucho calor). La fermentación debe realizarse totalmente de forma
anaeróbica, por lo que no hay que abrir el tarro los 3 primeros días.
A continuación, meter el tarro en la nevera.
• Al cabo de 2 o 3 semanas (si el tarro no se ha abierto),
las zanahorias siguen crujientes, ácidas y sabrosas.

**Consejos para disfrutar
de todas sus propiedades**
Las zanahorias pueden degustarse desde el tercer
día, pero hay que esperar 2 semanas para que
tengan un efecto benéfico intestinal significativo.
Una vez abierto el tarro, se conserva
2 semanas en la nevera.

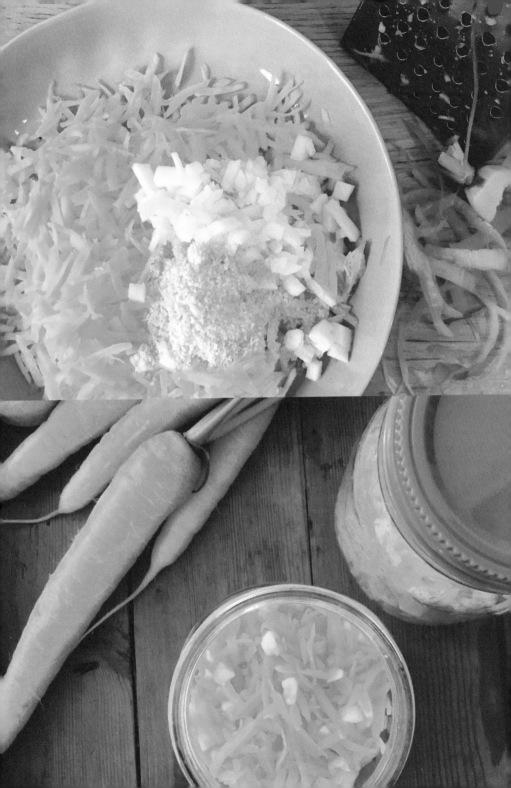

Chirivías lactofermentadas con semillas de comino

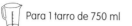 Para 1 tarro de 750 ml  Preparación: 15 minutos 🌙 Reposo: 3 días (1 día si hace mucho calor)

500 g de chirivías
½ manzana pelada y cortada en daditos
2 cucharadas de zumo de limón
1 cucharada de semillas de comino
15 g de sal marina
750 ml de agua

• Raspar las chirivías y rallarlas con un rallador de orificios gruesos.
• En una batidora o en un mortero, triturar los daditos de manzana con el zumo de limón. Añadirlo a las chirivías e incorporar las semillas de comino.
• Mezclar el agua con la sal.
• Verter la mezcla de chirivías en un tarro grande esterilizado. Dar unos golpecitos para que la preparación se reparta de manera uniforme en el fondo del tarro. Echar el agua: dejar más o menos 1 cm entre las verduras cubiertas de agua y la tapa.
• Guardar en un sitio que esté a temperatura ambiente y a resguardo de la luz solar (en un armario, por ejemplo) durante 3 días (uno si hace mucho calor). La fermentación debe realizarse totalmente de forma anaeróbica, por lo que no hay que abrir el tarro los 3 primeros días. A continuación, meter el tarro en la nevera.
• Al cabo de 2 o 3 semanas (si el tarro no se ha abierto), las chirivías siguen crujientes, ácidas y sabrosas.

Consejos para disfrutar de todas sus propiedades
Las chirivías pueden degustarse desde el tercer día, pero hay que esperar 2 semanas para que tengan un efecto benéfico intestinal significativo. Una vez abierto el tarro, se conserva 2 semanas en la nevera.

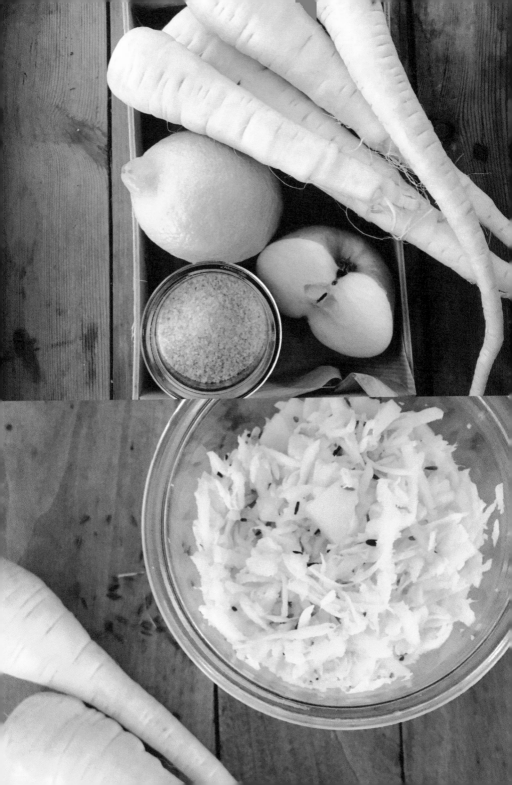

Puerros lactofermentados

 Para 1 tarro de 750 ml   Preparación:
15 minutos   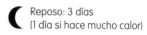 Reposo: 3 días
(1 día si hace mucho calor)

400 g de puerros limpios y cortados en rodajas finas (unos 4 puerros)
½ manzana pelada y cortada en daditos
3 cucharadas de zumo de limón (más o menos ½ limón)
15 g de sal marina
750 ml de agua

- En una batidora o en un mortero, triturar los daditos de manzana con el zumo de limón. Añadir esta mezcla a los puerros.
- Mezclar el agua con la sal.
- Verter la mezcla de puerros en un tarro grande esterilizado.
- Dar unos golpecitos para que la preparación se reparta de manera uniforme en el fondo del tarro. Echar el agua: dejar más o menos 1 cm entre las verduras cubiertas de agua y la tapa.
- Guardar en un sitio que esté a temperatura ambiente y a resguardo de la luz solar (dentro de un armario, por ejemplo) durante 3 días (uno si hace mucho calor). La fermentación debe realizarse totalmente de forma anaeróbica, por lo que no hay que abrir el tarro los 3 primeros días. Después, meter el tarro en la nevera.
- Al cabo de 2 o 3 semanas (si el tarro no se ha abierto), los puerros siguen crujientes, ácidos y sabrosos.

**Consejos para disfrutar
de todas sus propiedades**
Los puerros pueden degustarse desde el tercer día, pero hay que esperar 2 semanas para que tengan un efecto benéfico intestinal significativo. Una vez abierto el tarro, se conserva 2 semanas en la nevera.

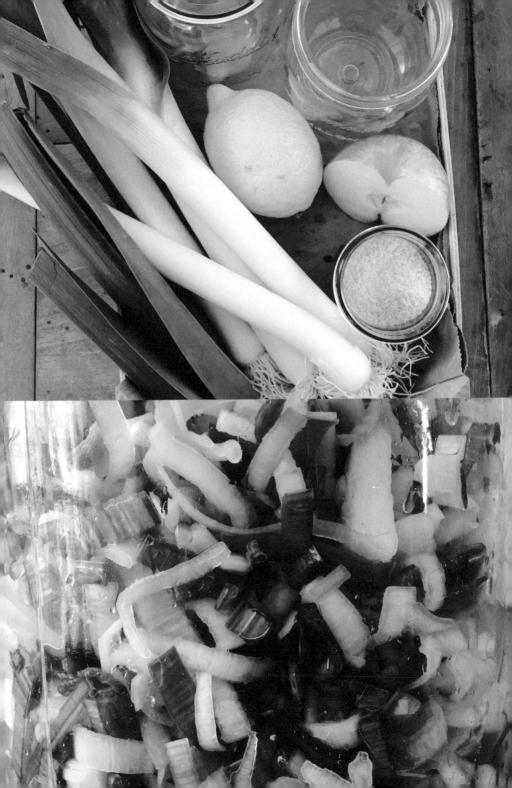

Kimchi de col china

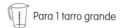 Para 1 tarro grande

 Preparación:
15 minutos

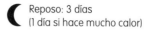 Reposo: 3 días
(1 día si hace mucho calor)

1 col china cortada en trozos grandes
1 manzana pelada y cortada en daditos
2 cucharadas de zumo de limón (más o menos ¼ de limón)
15 g de sal
2 cucharaditas de pimentón (dulce o picante, a elegir)
10 a 15 g de jengibre pelado y cortado en daditos (al gusto)
20 g de ajo pelado (unos 3 dientes)
40 g de ramas de apio
1½ cucharadas de azúcar
1 zanahoria pelada y cortada en juliana
1 litro de agua

• En un tarro grande, meter los trozos de col, el azúcar, la zanahoria y las ramas de apio. Añadir la sal y remover bien con las manos para que la sal penetre en las verduras.
• Mezclar la manzana, el ajo, el jengibre y el zumo de limón. Agregar esta mezcla a las verduras con la ayuda de una cuchara o con las manos. Añadir el pimentón.
• Verter la mezcla de col en un tarro grande esterilizado. Dar unos golpecitos para que la preparación se reparta de manera uniforme en el fondo del tarro. Echar el agua: dejar más o menos 1 cm entre las verduras cubiertas de agua y la tapa.
• Guardar en un sitio que esté a temperatura ambiente y a resguardo de la luz solar (dentro de un armario, por ejemplo) durante 3 días (uno si hace mucho calor). La fermentación debe realizarse totalmente de forma anaeróbica, por lo que no hay que abrir el tarro los 3 primeros días. Después, meter el tarro en la nevera.
• Al cabo de 2 o 3 semanas (si el tarro no se ha abierto), las verduras siguen crujientes, ácidas y sabrosas.

**Consejos para disfrutar
de todas sus propiedades**
El kimchi puede degustarse al tercer día, pero hay que esperar 2 semanas para que tenga un efecto benéfico intestinal significativo. Una vez abierto el tarro, se conserva 2 semanas en la nevera.

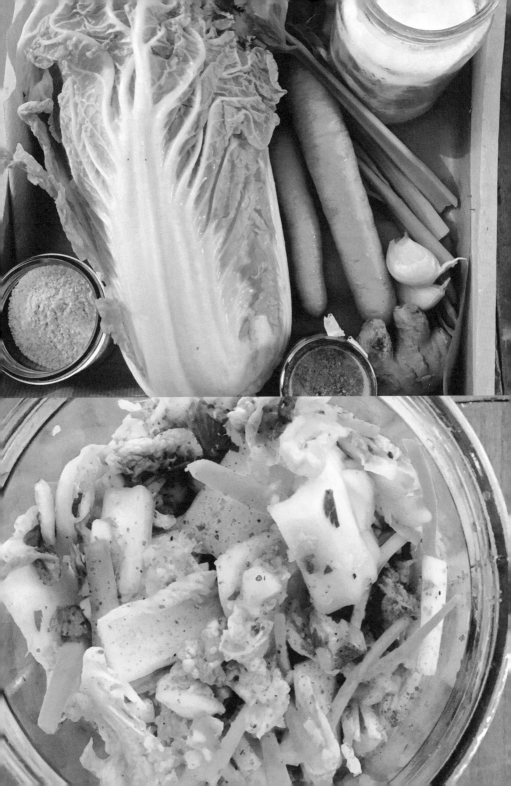

Remolachas lactofermentadas con eneldo

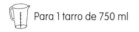 Para 1 tarro de 750 ml

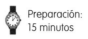 Preparación:
15 minutos

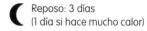 Reposo: 3 días
(1 día si hace mucho calor)

500 g de remolachas crudas
½ manzana pelada y cortada en daditos
2 cucharadas de zumo de limón
15 g de sal marina
750 ml de agua
3 ramitas de eneldo picadas

• Pelar las remolachas y rallarlas con un rallador de orificios gruesos.
• En una batidora o en un mortero, triturar los daditos de manzana con el zumo de limón. Añadirlo a las remolachas e incorporar el eneldo.
• Mezclar el agua con la sal.
• Verter la mezcla de remolachas en un tarro grande esterilizado. Dar unos golpecitos para que la preparación se reparta de manera uniforme en el fondo del tarro. Echar el agua: debe haber más o menos 1 cm entre las verduras cubiertas de agua y la tapa.
• Guardar en un sitio que esté a temperatura ambiente y a resguardo de la luz solar (en un armario, por ejemplo) durante 3 días (uno si hace mucho calor). La fermentación debe realizarse totalmente de forma anaeróbica, por lo que no hay que abrir el tarro los 3 primeros días. A continuación, meter el tarro en la nevera.
• Al cabo de 2 o 3 semanas (si el tarro no se ha abierto), las remolachas siguen crujientes, ácidas y sabrosas.

Consejos para disfrutar de todas sus propiedades
La remolacha puede degustarse al tercer día, pero hay que esperar 2 semanas para que tenga un efecto benéfico intestinal significativo. Una vez abierto, el tarro se conserva 2 semanas en la nevera.

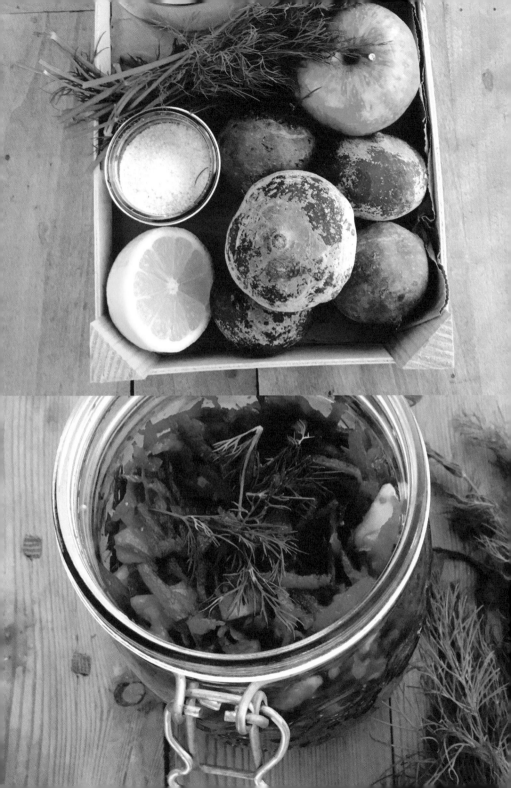

Piña fermentada con estragón y pimentón dulce

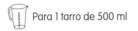 Para 1 tarro de 500 ml

 Preparación: 15 minutos

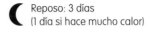 Reposo: 3 días (1 día si hace mucho calor)

½ piña
¼ de manzana pelada y cortada en daditos
2 cucharadas de zumo de limón
15 g de sal marina
½ cucharadita de pimentón (dulce o picante, a elegir)
1 o 2 ramitas de estragón fresco
750 ml de agua

• Pelar la piña y quitarle los ojos con un cuchillo. Cortarla en rodajas lo más finas posible con una mandolina. Colocarlas en un bol grande.
• Mezclar o aplastar los daditos de manzana con el zumo de limón. Añadir esta mezcla a la piña, al pimentón y al estragón.
• Mezclar el agua con la sal.
• Verter la mezcla de piña en un tarro grande esterilizado. Dar unos golpecitos para que la preparación se reparta de manera uniforme en el fondo del tarro. Echar el agua: debe haber más o menos 1 cm entre las verduras cubiertas de agua y la tapa.
• Guardar en un sitio que esté a temperatura ambiente y a resguardo de la luz solar (en un armario, por ejemplo) durante 3 días (uno si hace mucho calor). La fermentación debe realizarse totalmente de forma anaeróbica, por lo que no hay que abrir el tarro los 3 primeros días. A continuación, meter el tarro en la nevera.
• Al cabo de 2 o 3 semanas (si el tarro no se ha abierto), la piña sigue crujiente, ácida y sabrosa.

Consejos para disfrutar de todas sus propiedades
La piña puede degustarse al tercer día, pero hay que esperar 2 semanas para que tenga un efecto benéfico intestinal significativo. Una vez abierto, el tarro se conserva 2 semanas en la nevera.

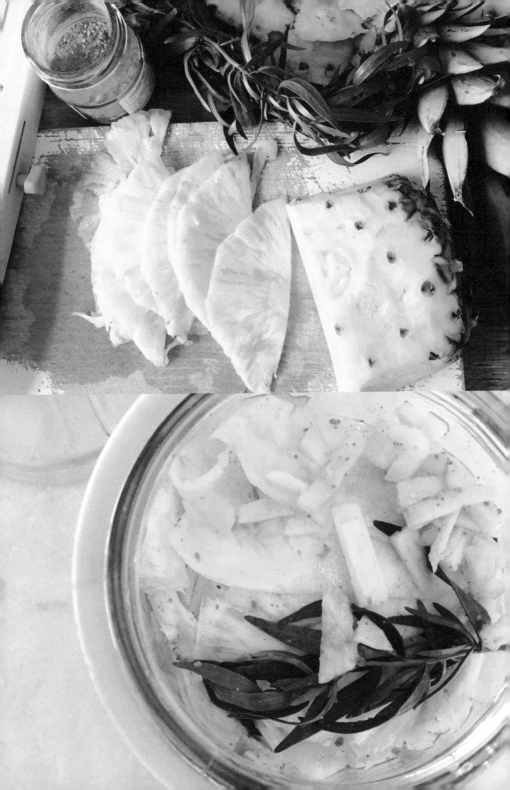

Jengibre encurtido al estilo japonés

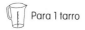 Para 1 tarro

 Preparación:
15 minutos

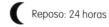 Reposo: 24 horas

200 g de jengibre
1 cucharadita de sal
60 ml de vinagre de arroz
50 ml de agua
50 g de azúcar blanco
1 cucharada de zumo de remolacha (u otro colorante)

• Pelar el jengibre y cortarlo en rodajas muy finas con una mandolina.
• Poner la sal en un bol, añadir el jengibre, mezclar y dejar en reposo unos 10 minutos.
• Presionar con cuidado para escurrir el agua del jengibre.
• Disponer las rodajas de jengibre en un tarro previamente estererilizado.
• En un cazo, llevar a ebullición el vinagre, el azúcar y el agua. Echar la mezcla inmediatamente dentro del tarro del jengibre, así como el zumo de remolacha (debe quedar totalmente cubierto de líquido).
• Dejar enfriar y, después, poner la tapa y meter en la nevera. Esperar 24 horas antes de degustar.

Sugerencia de degustación
Puede usarse como condimento de carnes, tortillas, etc.

Consejo
El tarro puede conservarse cerrado hasta 2 semanas. Una vez abierto, degustar enseguida. El sabor es más suave según pasan los días.

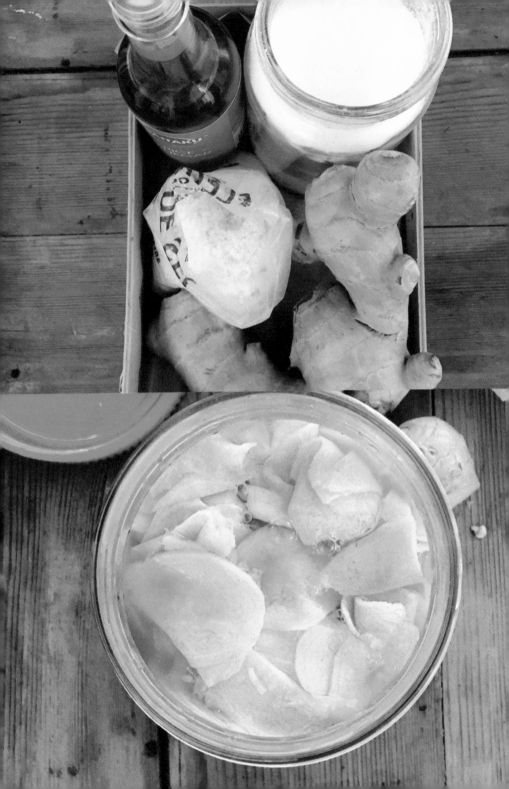

Kéfir de higo y limón

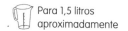 Para 1,5 litros aproximadamente

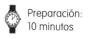 Preparación: 10 minutos

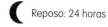 Reposo: 24 horas

175 g de gránulos de kéfir (de fruta)
1,5 litros de agua mineral
80 g de azúcar blanco
1 limón ecológico cortado en cuartos
2 higos secos

- Introducir en una ensaladera grande, o en dos tarros, el agua mineral, el azúcar, los higos enteros, los cuartos de limón y los gránulos de kéfir.
- Cubrir con film transparente y hacer uno o dos agujeritos (no más, si no, la bebida no burbujeará) para que el gas pueda salir, o cerrar con una tapa no hermética. Dejar en un armario a oscuras durante al menos 24 horas.
- Pasadas las 24 horas, comprobar si los higos han subido a la superficie y si las burbujitas son visibles. Si no es así, dejar en reposo unas horas más. ¡El kéfir está listo!
- Retirar el film transparente, sacar los limones y los higos. Con un colador, filtrar el kéfir dentro de una botella. Tomarla mientras la bebida burbujea.
- El kéfir se conserva en la nevera durante 5 días.

Conservación de los gránulos en la nevera
agua mineral
2 cucharadas de azúcar

En un colador, aclarar los gránulos de kéfir varias veces con 1,5 litros de agua mineral. Disponer los gránulos en un bote, añadir 2 cucharadas de azúcar y cubrir con agua mineral. Cerrar con la tapa y meter en la nevera. Los gránulos seguirán multiplicándose. ¡El kéfir se comparte! Cuando consigas unos 400 g de gránulos, no dudes en ofrecer 200 a tus amigos para que puedan prepararlo a su vez (quédate siempre al menos con 200).

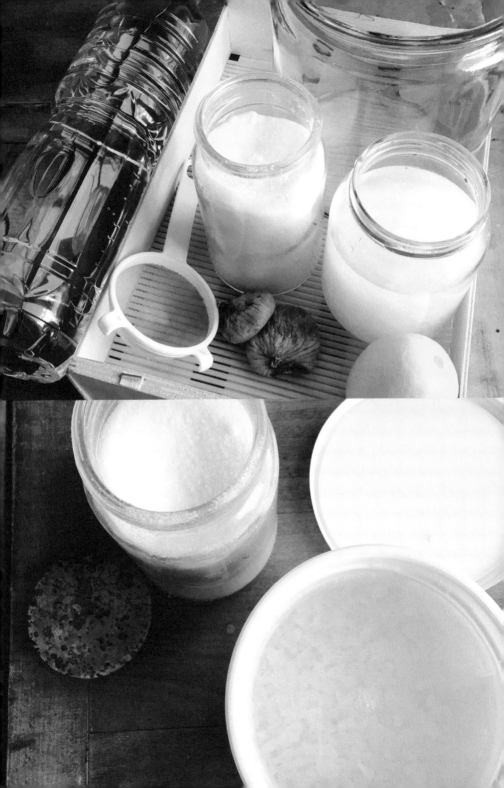

Kéfir de higo, pepino y jengibre

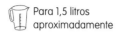 Para 1,5 litros aproximadamente

 Preparación: 10 minutos

 Reposo: 24 horas

175 g de gránulos de kéfir (de fruta)
1,5 litros de agua mineral
80 g de azúcar blanco
1 limón ecológico cortado en cuartos
2 higos secos
½ pepino lavado y cortado en rodajas longitudinales
50 g de raíz de jengibre pelada y cortada en rodajas

- Disponer en una ensaladera grande, o en dos tarros, el agua mineral, el azúcar, los higos, los cuartos de limón, los gránulos de kéfir, el jengibre y el pepino.
- Cubrir con film transparente y hacer uno o dos agujeritos (no más, si no, la bebida no burbujeará) para que el gas pueda salir, o cerrar con una tapa no hermética. Dejar en un armario a oscuras durante al menos 24 horas.
- Pasadas las 24 horas, comprobar si los higos han subido a la superficie y si las burbujitas son visibles. Si no es así, dejar en reposo unas horas más. ¡El kéfir está listo!
- Retirar el film transparente, sacar los limones y los higos. Con un colador, filtrar el kéfir dentro de una botella. Tomarla mientras la bebida burbujea.
- El kéfir se conserva en la nevera durante 5 días.

Conservación de los gránulos en la nevera
agua mineral
2 cucharadas de azúcar

En un colador, aclarar los gránulos de kéfir varias veces con
1,5 litros de agua mineral. Disponer los gránulos en un bote, añadir
2 cucharadas de azúcar y cubrir con agua mineral. Cerrar con la tapa
y meter en la nevera. Los gránulos seguirán multiplicándose.
¡El kéfir se comparte! Cuando consigas unos 400 g de gránulos,
no dudes en ofrecer 200 a tus amigos para que puedan
prepararlo a su vez (quédate siempre al menos con 200).

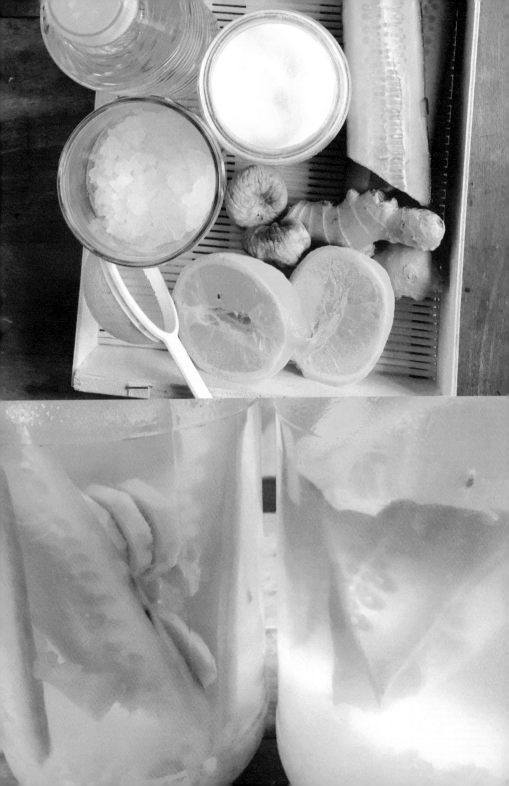

Infusiones aromáticas digestivas (calientes o frías)

Bebida de jengibre, eneldo y limón
250 ml de agua hirviendo
1 ramita de eneldo
¼ de limón ecológico cortado en rodajas finas
12 g de raíz de jengibre pelada y cortada en rodajas

Bebida de anís estrellado e hinojo
250 ml de agua hirviendo
¼ de hinojo
3 estrellas de anís

Bebida de manzanilla y semillas de hinojo
250 ml de agua hirviendo
½ cucharada de flores de manzanilla secas
(o, en su defecto, una bolsita de infusión)
1 cucharadita de semillas de hinojo

Bebida de menta fresca y melisa
250 ml de agua hirviendo
3 ramitas de menta fresca
½ cucharadita de melisa seca (opcional)

• Verter el agua hirviendo en el frasco con los ingredientes. Tomar caliente o frío. Beberlo todo preferentemente el mismo día, debido a que solo se conserva una noche en la nevera. Puedes dejar la bebida a temperatura ambiente para ir tomándola a sorbos a lo largo del día (antes, después o entre las comidas).

Consejo
Si te gustan estas bebidas, puedes preparar
un tarro multiplicando las cantidades
(atención, debe tomarse en 24 horas).

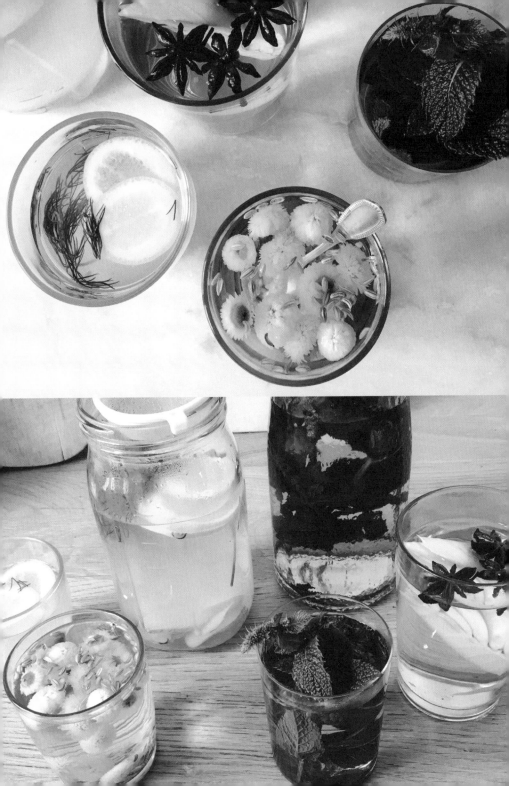

Tés verdes de sabores en tarro

Té verde con fresas y albahaca
750 ml de agua hirviendo
1 cucharada de té verde
4 fresas
15 hojas de albahaca

Té verde con pepino y cilantro
750 ml de agua hirviendo
¼ de pepino cortado en rodajas finas
¼ de manojo de cilantro

Té verde con rábano negro y semillas de comino
750 ml de agua hirviendo
20 rodajitas de rábano negro; pelar la mitad de las rodajas
1 cucharadita de semillas de comino

• Verter el agua hirviendo en un tarro grande con el té verde.
Dejar infusionar de 5 a 10 minutos (al gusto) y filtrar para evitar
que amargue. Añadir las fresas y las hojas de albahaca.
Dejar enfriar y, después, meter en el congelador.

Consejo de degustación
Beber muy frío a lo largo del día, entre las comidas.
Se conserva como máximo una
noche en la nevera.

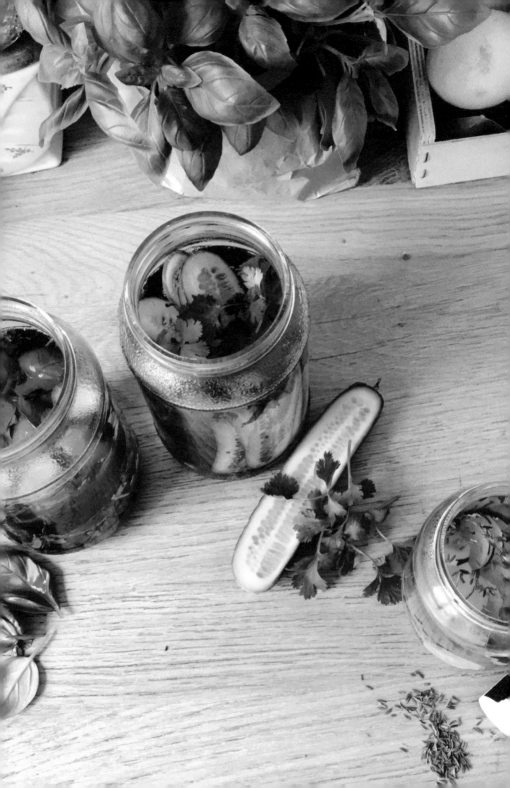

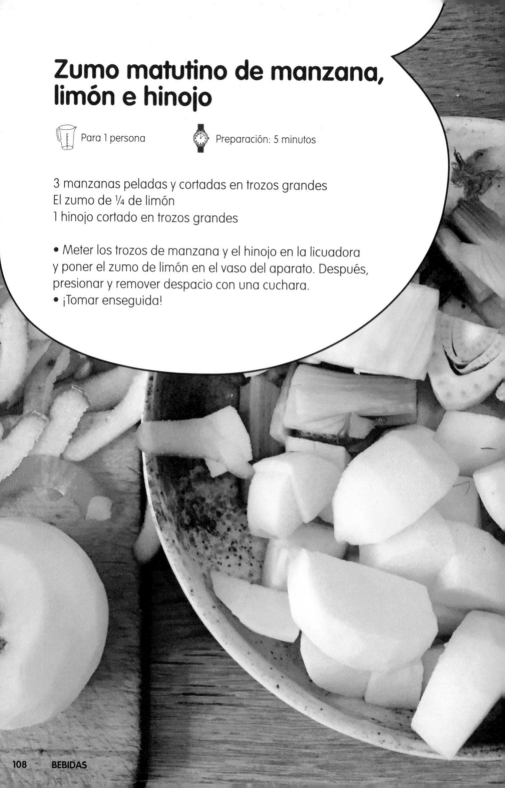

Zumo matutino de manzana, limón e hinojo

Para 1 persona

Preparación: 5 minutos

3 manzanas peladas y cortadas en trozos grandes
El zumo de ¼ de limón
1 hinojo cortado en trozos grandes

• Meter los trozos de manzana y el hinojo en la licuadora y poner el zumo de limón en el vaso del aparato. Después, presionar y remover despacio con una cuchara.
• ¡Tomar enseguida!

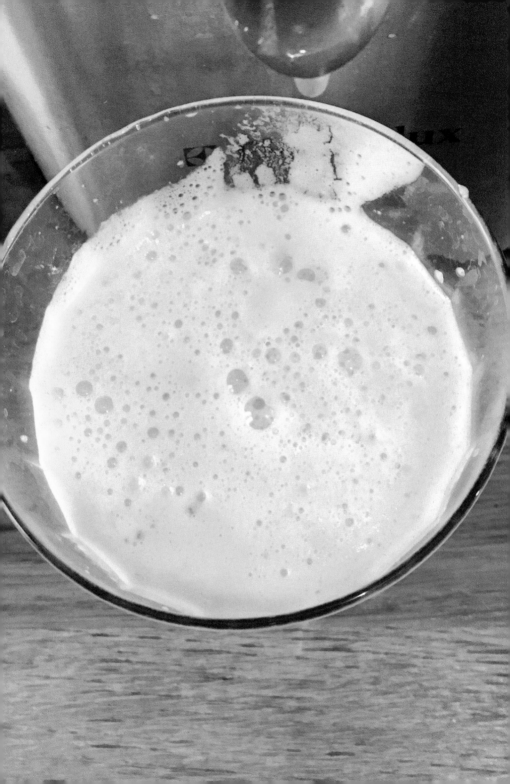

Zumo de piña, plátano y jengibre

 Para 1 persona   Preparación: 5 minutos

½ piña cortada en trozos
½ plátano cortado en rodajas
De 5 a 7 g de jengibre cortado en trocitos (al gusto)

• Exprimir la piña y el jengibre en la licuadora.
• Verter el zumo en una batidora y añadir las rodajas
de plátano, así como 1 o 2 cubitos de hielo. ¡Echar
el zumo en un vaso y tomar inmediatamente!

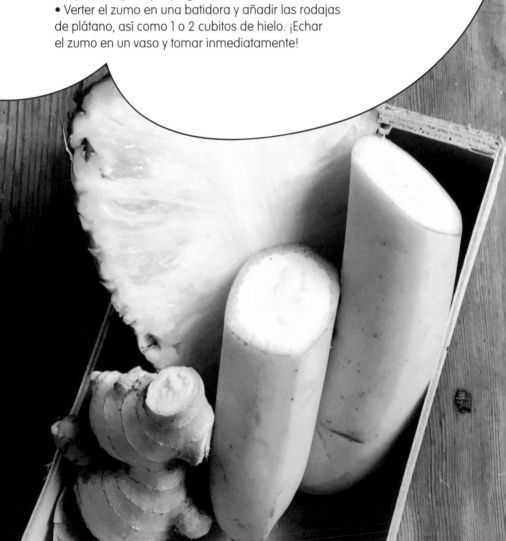

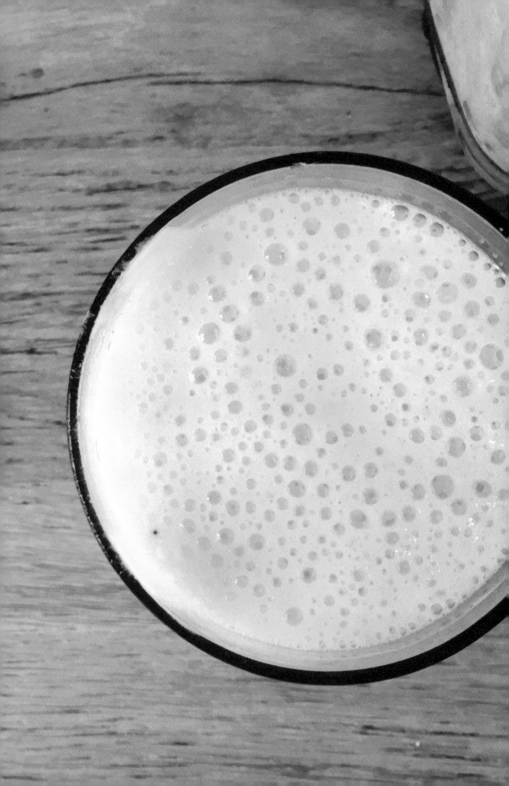

Batido de kiwi, plátano e hinojo

 Para 1 vaso grande   Preparación: 5 minutos

1½ kiwis pelados y cortados en trozos
½ plátano cortado en rodajas
350 g de hinojo cortado en trozos
2 cucharadas de zumo de limón

• Pasar los trozos de hinojo por la licuadora. Verter el zumo en una batidora y añadir las rodajas de plátano, el zumo de limón y el kiwi. Batir bien. Tomar inmediatamente para disfrutar de un vaso rebosante de propiedades de las frutas y verduras.

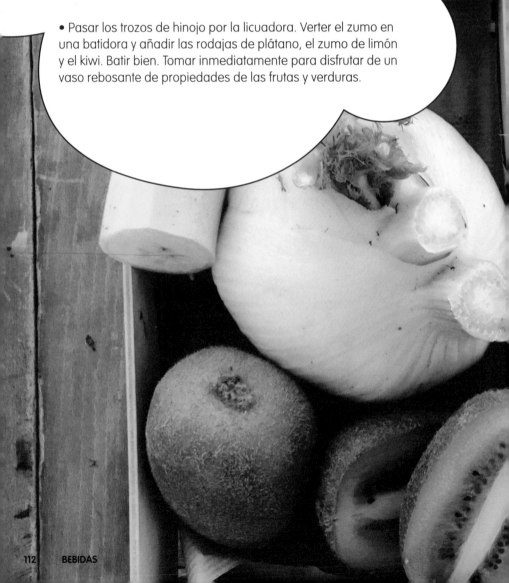

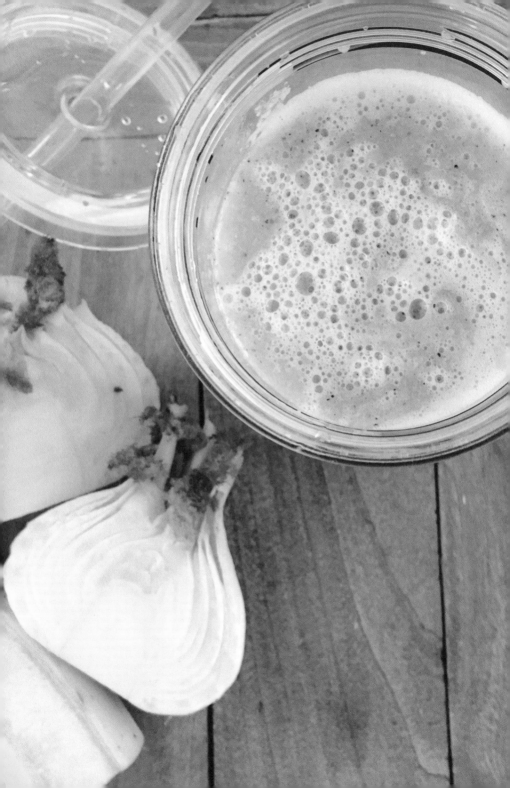

Batido de piña y menta fresca

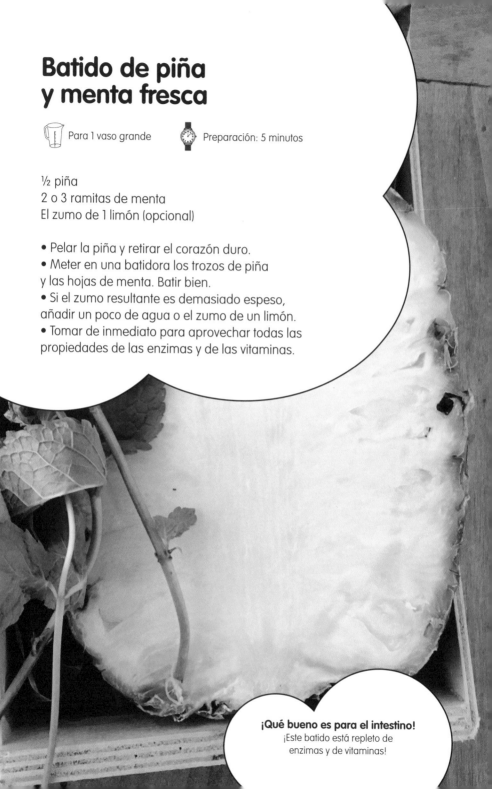

Para 1 vaso grande   Preparación: 5 minutos

½ piña
2 o 3 ramitas de menta
El zumo de 1 limón (opcional)

• Pelar la piña y retirar el corazón duro.
• Meter en una batidora los trozos de piña
y las hojas de menta. Batir bien.
• Si el zumo resultante es demasiado espeso,
añadir un poco de agua o el zumo de un limón.
• Tomar de inmediato para aprovechar todas las
propiedades de las enzimas y de las vitaminas.

¡Qué bueno es para el intestino!
¡Este batido está repleto de
enzimas y de vitaminas!

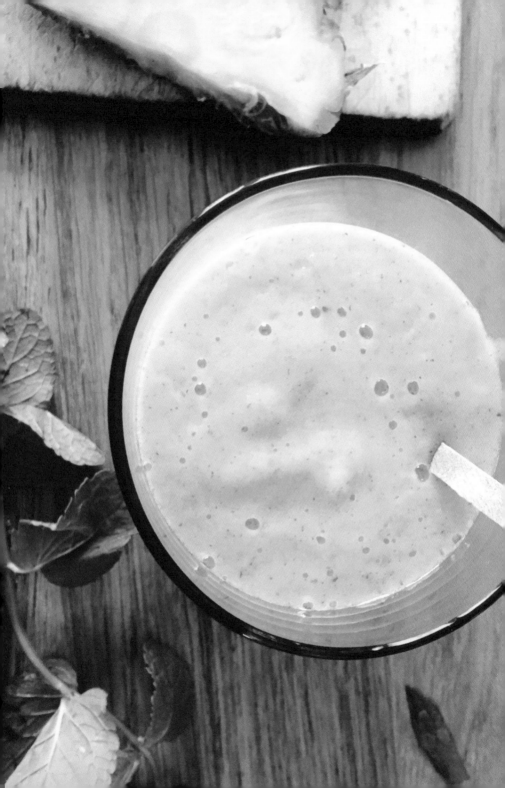

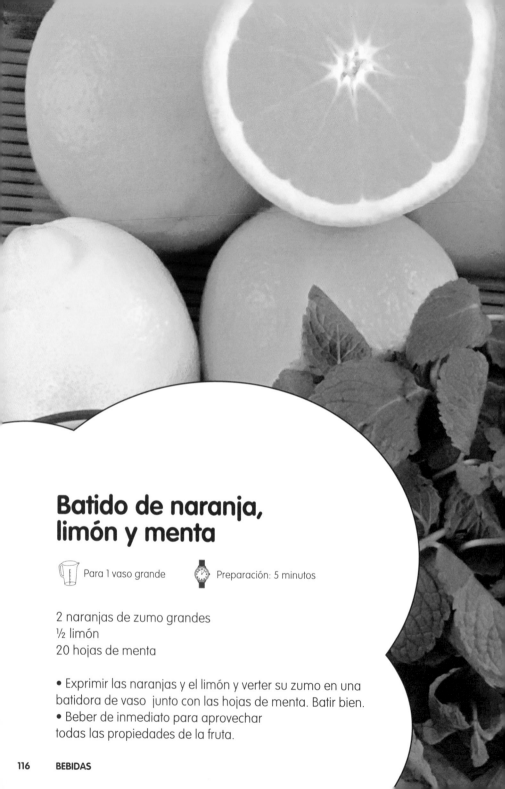

Batido de naranja, limón y menta

🥤 Para 1 vaso grande   ⏱ Preparación: 5 minutos

2 naranjas de zumo grandes
½ limón
20 hojas de menta

• Exprimir las naranjas y el limón y verter su zumo en una batidora de vaso junto con las hojas de menta. Batir bien.
• Beber de inmediato para aprovechar todas las propiedades de la fruta.

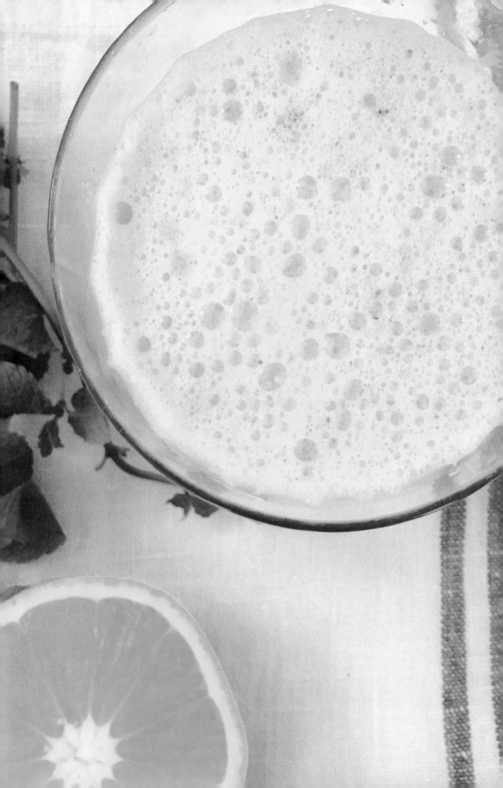

Batido de fresas y jengibre con suero de mantequilla

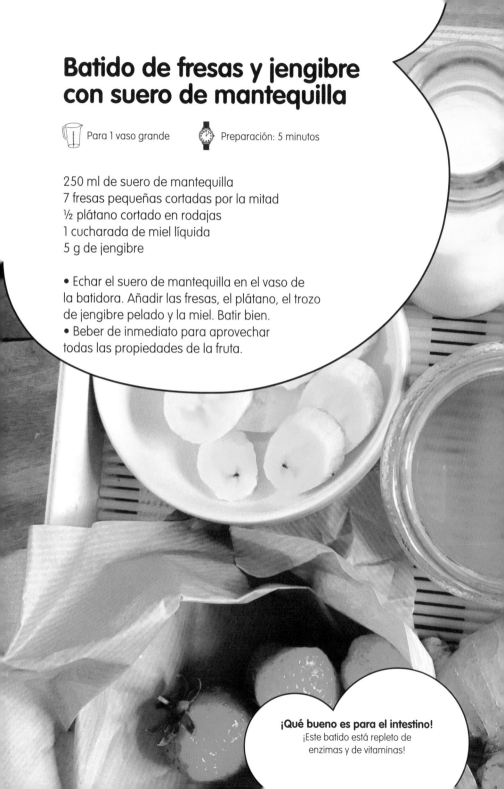 Para 1 vaso grande 🕐 Preparación: 5 minutos

250 ml de suero de mantequilla
7 fresas pequeñas cortadas por la mitad
½ plátano cortado en rodajas
1 cucharada de miel líquida
5 g de jengibre

• Echar el suero de mantequilla en el vaso de la batidora. Añadir las fresas, el plátano, el trozo de jengibre pelado y la miel. Batir bien.
• Beber de inmediato para aprovechar todas las propiedades de la fruta.

¡Qué bueno es para el intestino!
¡Este batido está repleto de enzimas y de vitaminas!

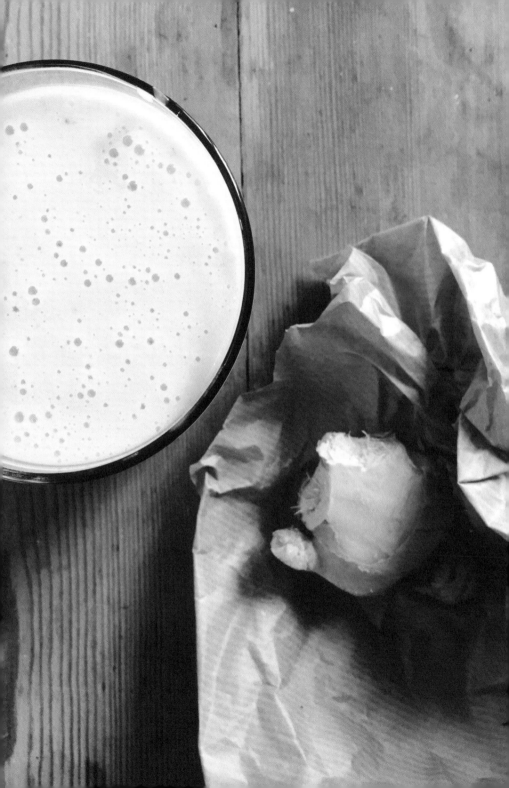

Batido fermentado de plátano y avellanas con suero de mantequilla

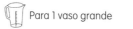 Para 1 vaso grande Preparación: 5 minutos

300 ml de suero de mantequilla
25 g de avellanas machacadas
1 cucharadita de zumo de limón exprimido
1 cucharada de miel líquida
½ plátano cortado en rodajas

• En el vaso de la batidora, echar el suero de mantequilla, las avellanas, las rodajas de plátano, la miel y el limón. Batir bien y tomar inmediatamente.

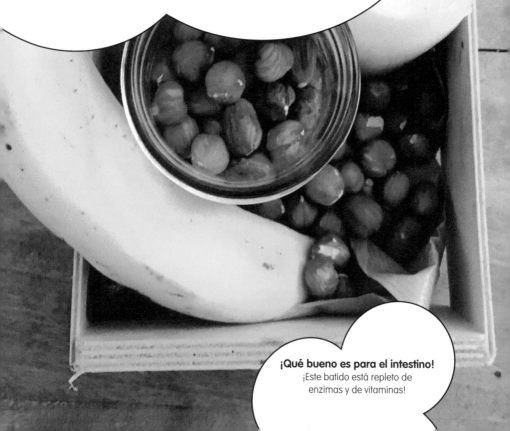

¡Qué bueno es para el intestino!
¡Este batido está repleto de enzimas y de vitaminas!

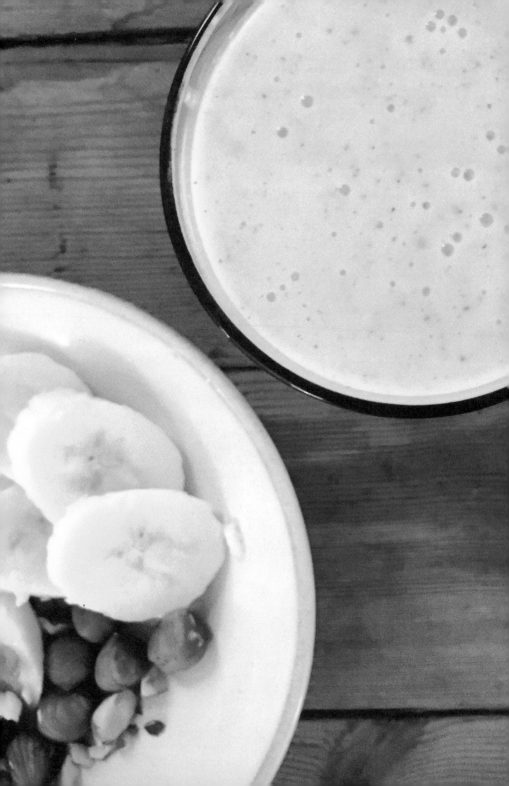

Yogur probiótico de plátano, arándanos y almendras

 Para 1 persona   Preparación: 3 minutos

1 yogur con bífidus
6 almendras partidas en trozos grandes
¼ de plátano cortado en rodajas finas
10 arándanos
1 chorrito de jarabe de arce o de miel

• Verter el yogur en un bol y removerlo bien.
• Poner el plátano encima del yogur y añadir los arándanos.
• Partir las almendras en trozos grandes. Colocarlas encima de la preparación y rociar con un chorrito de jarabe de arce o de miel.

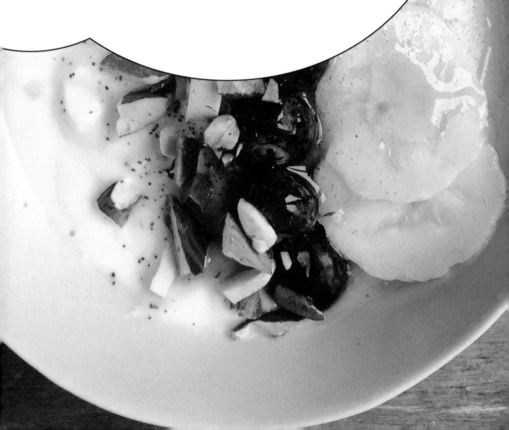

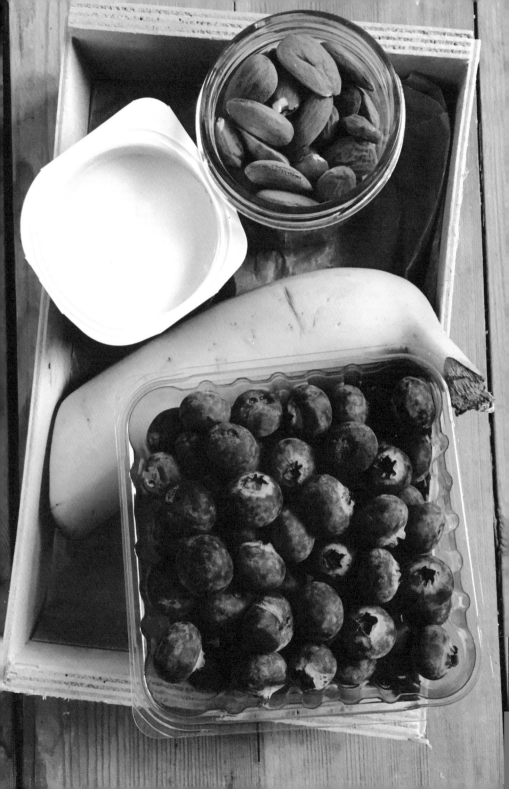

Gachas crudiveganas de manzana, avellana y jarabe de arce

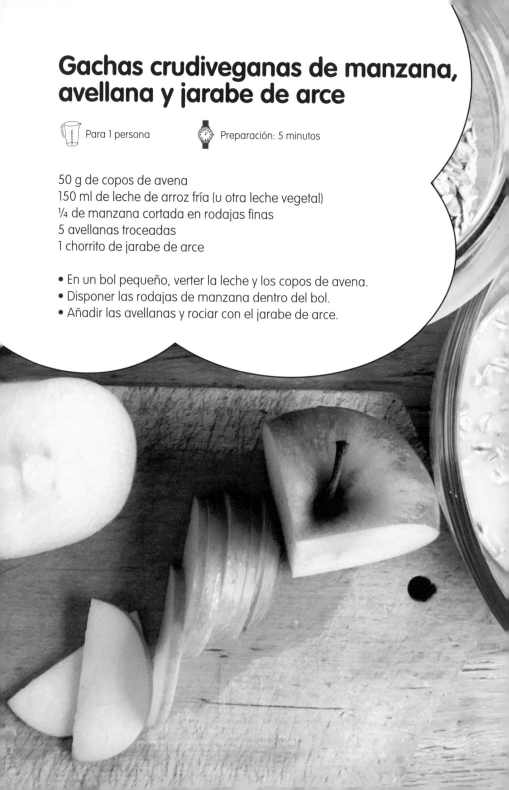 Para 1 persona

Preparación: 5 minutos

50 g de copos de avena
150 ml de leche de arroz fría (u otra leche vegetal)
¼ de manzana cortada en rodajas finas
5 avellanas troceadas
1 chorrito de jarabe de arce

- En un bol pequeño, verter la leche y los copos de avena.
- Disponer las rodajas de manzana dentro del bol.
- Añadir las avellanas y rociar con el jarabe de arce.

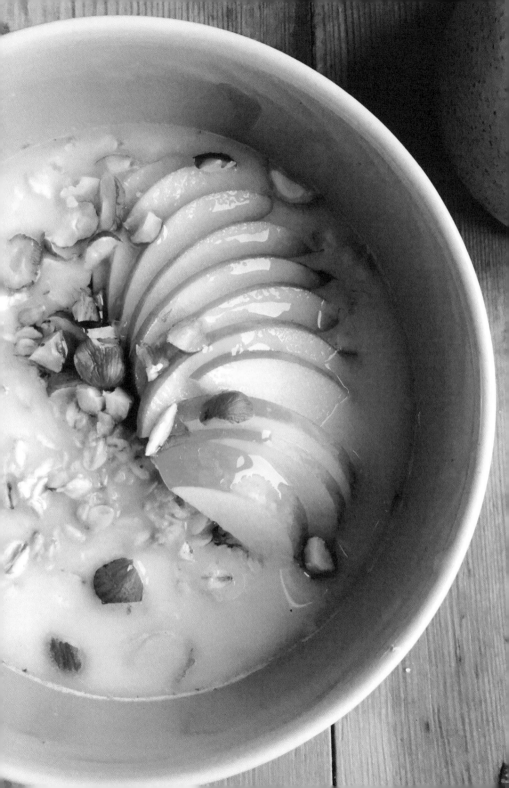

Gachas de piña, jengibre y cacao

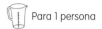 Para 1 persona
 Preparación: 5 minutos
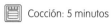 Cocción: 5 minutos

¼ de piña
1½ cucharaditas de jengibre confitado cortado en trocitos
55 g de copos de avena
200 ml de leche de arroz (u otra leche vegetal)
1 cucharadita de miel líquida
½ cucharadita de cacao en polvo sin azúcar

• Pelar la piña y retirar el corazón duro. Cortar en trozos y reservar.
• Verter la leche y los copos de avena en una cacerola. Hervir durante unos minutos removiendo a menudo con una cuchara de madera. Cuando la mezcla haya espesado, echarla en un bol.
• Añadir los trozos de piña, los trocitos de jengibre, un chorrito de miel y espolvear con el cacao. Tomar inmediatamente.

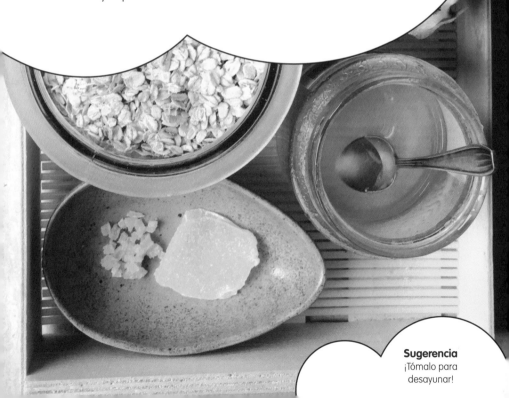

Sugerencia
¡Tómalo para desayunar!

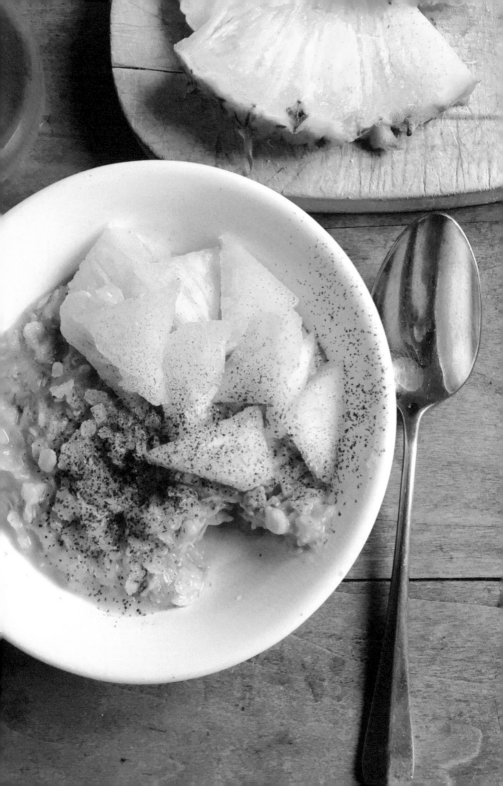

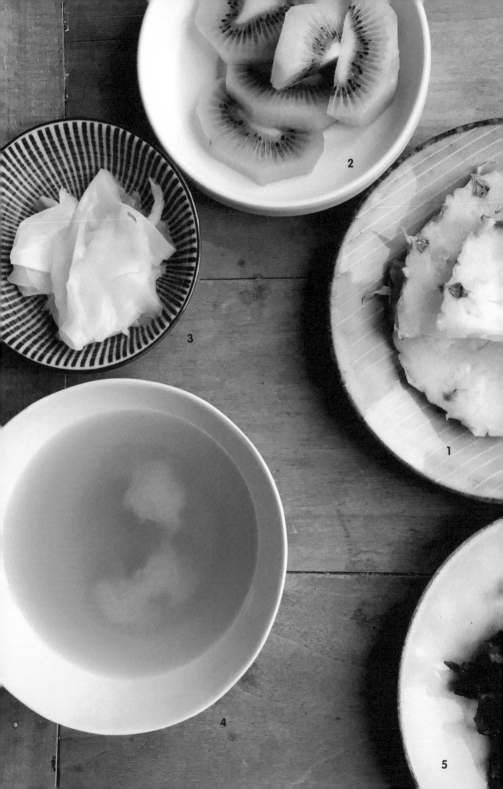

Kit de enzimas durante las comidas

Los refuerzos digestivos también pueden ingerirse en pequeñas porciones durante las comidas (mejor al principio). Es posible tomar también un único refuerzo en cada comida pero, si quieres, puedes llenarte de enzimas al combinar varios alimentos en la misma comida.

Aquí tienes algunos ejemplos de alimentos ricos en enzimas para tomar durante las comidas:

1. Unos trozos de piña

2. Una rodajita de kiwi

3. Jengibre encurtido, que es especialmente eficaz para estimular el ácido gástrico

4. Un bol pequeño de sopa de miso lactofermentada

5. Remolacha

Crema de remolacha

 Para 1 bol Preparación: 10 minutos

300 g de remolachas cocidas y cortadas en trocitos
½ cucharadita de comino
½ diente de ajo pequeño cortado en trocitos
2 cucharaditas de miel líquida
20 avellanas partidas en trozos grandes + un poco para decorar
1 cucharadita de aceite de oliva
1 cucharadita de vinagre de manzana
Sal y pimienta
Cebollino

• Meter las remolachas, las avellanas y el ajo en el vaso de
la batidora con el comino, la miel, el vinagre, la sal, la pimienta
y el aceite de oliva. Batir bien y rectificar de sal y pimienta.
• Disponer la crema de remolacha en un bol y
espolvorear con el cebollino picado y las avellanas
en trozos grandes.

Sugerencia
Degustar con colines o verduras crudas.

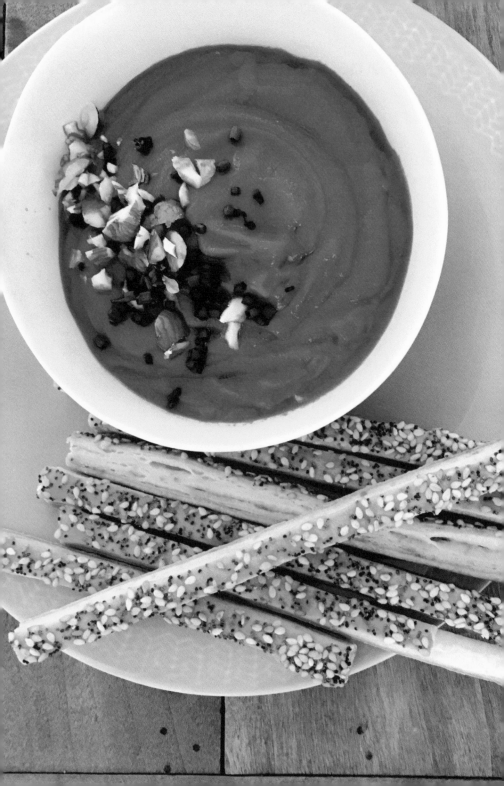

Hummus con brócoli, soja, ajo y jengibre

 Para 1 bol   Preparación: 10 minutos   Cocción: 2 minutos

Los ramilletes de ½ brócoli pequeño
240 g de garbanzos cocidos en conserva
140 ml de caldo de verduras
180 g de tahini
30 ml de zumo de limón (aproximadamente 1 limón pequeño)
1 diente pequeño de ajo cortado en trozos
1 cucharadita de salsa de soja
1½ cucharaditas de jengibre crudo pelado y cortado en daditos
2 cucharaditas de comino
1 chorrito de aceite de oliva o de aceite de sésamo
Unas ramitas de cilantro
Sal y pimienta

- Cocer el brócoli durante 2 minutos en agua hirviendo con un poco de sal.
- Triturar los garbanzos, el brócoli, el caldo de verduras, la salsa tahini, el zumo de limón, el diente de ajo, el jengibre, la salsa de soja, el comino, la sal y la pimienta. Rectificar de sal y pimienta si es necesario.
- Decorar el hummus con algunas hojas de cilantro y añadir un chorrito de aceite de oliva.

Sugerencia
Tomar el hummus
con bastoncitos
de verduras crudas
y frescas.

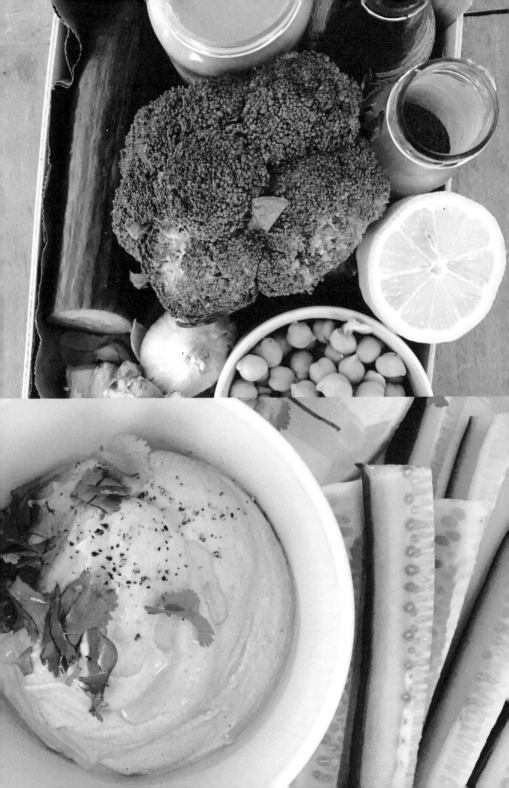

Crema de miso y tahini

 Para 1 bol   Preparación: 10 minutos   Cocción: 2 minutos

8 cucharadas de pasta de miso blanco
4 cucharadas de semillas de sésamo blanco
1 cucharadita de pimentón dulce
4 cucharadas de salsa de soja
2 cucharadas de aceite de sésamo
El zumo de ½ limón
12 g de jengibre pelado y cortado en trozos
5 cucharadas de agua
4 cucharadas de tahini
2 cucharadas de azúcar
Unas hojas de cilantro

• Triturar en la batidora el jengibre, el pimentón, la pasta de miso, las semillas de sésamo, el aceite de sésamo, la soja, el zumo de limón, el agua, la salsa tahini y el azúcar. La mezcla debe ser homogénea. Rectificar el aliño si es necesario.
• Disponer la crema en un bol y decorar con unas hojas de cilantro. Degustar con verduras crudas frescas.

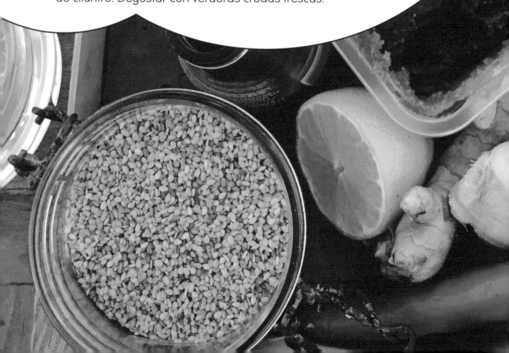

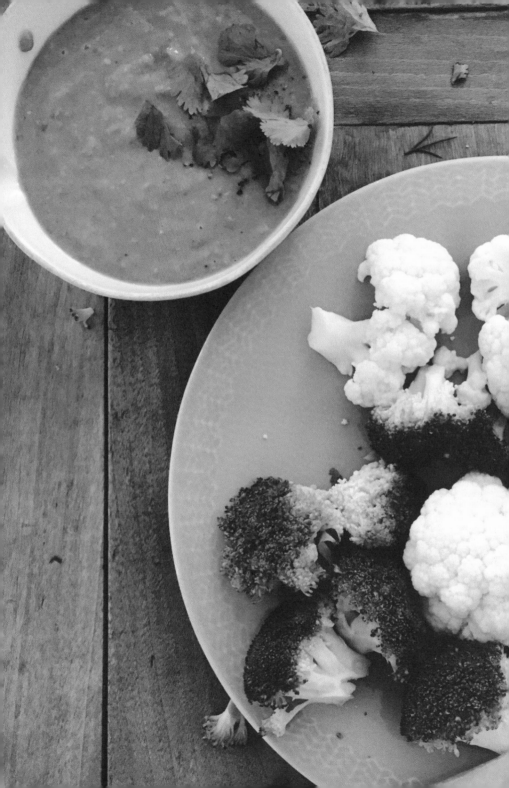

Crema de yogur, eneldo, ajo y limón

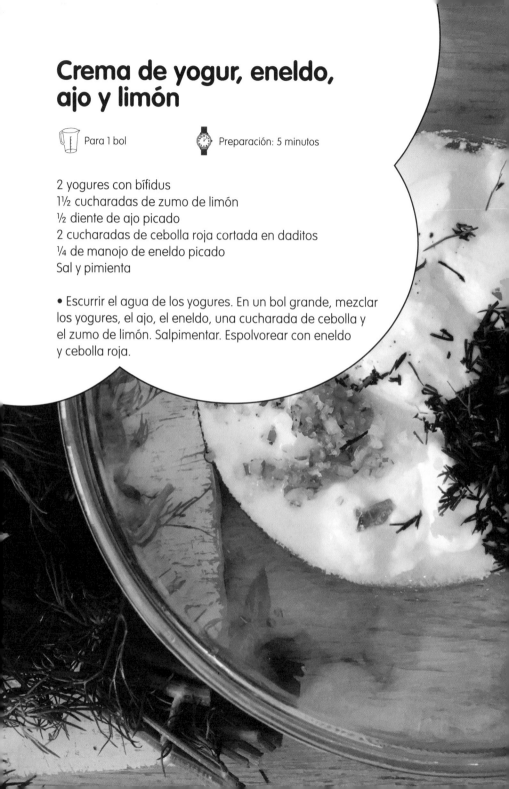

Para 1 bol

Preparación: 5 minutos

2 yogures con bífidus
1½ cucharadas de zumo de limón
½ diente de ajo picado
2 cucharadas de cebolla roja cortada en daditos
¼ de manojo de eneldo picado
Sal y pimienta

• Escurrir el agua de los yogures. En un bol grande, mezclar los yogures, el ajo, el eneldo, una cucharada de cebolla y el zumo de limón. Salpimentar. Espolvorear con eneldo y cebolla roja.

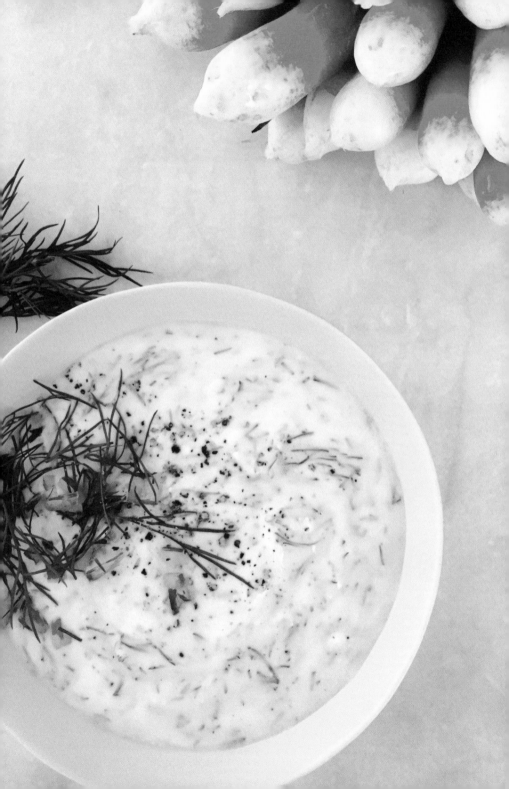

Crema de puerro, curri y leche de coco

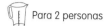 Para 2 personas   Preparación: 15 minutos   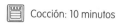 Cocción: 10 minutos

2 puerros grandes cortados en rodajas
60 ml de nata de coco o de leche de coco
1 litro de caldo de pollo o de verduras
De ½ a 1 cucharadita de curri (al gusto)
2 cucharaditas de zumo de limón
4 ramitas de cilantro cortado en trozos grandes
Sal y pimienta

• Verter el caldo en una cacerola grande junto con el curri y los puerros. Cocer tapado a fuego lento durante 10 minutos.
• Cuando la verdura esté cocida, añadir la nata de coco y unos 250 ml de caldo. Batir hasta obtener una crema homogénea y bastante espesa.
• Añadir el zumo de limón, sazonar y calentar, si es necesario. Verter la crema en los boles y espolvorear con los trozos de cilantro.

¡Qué bueno es para el intestino!
Esta crema es rica en prebióticos y fibra soluble. No olvides añadir el cilantro al final de la receta: posee propiedades digestivas tonificantes.

Sugerencia
Para añadir un elemento crujiente a la crema, tuesta unas semillas de calabaza en la sartén, a fuego fuerte. ¡Las semillas estarán listas cuando hagan «pop» y tengan un bonito color dorado!

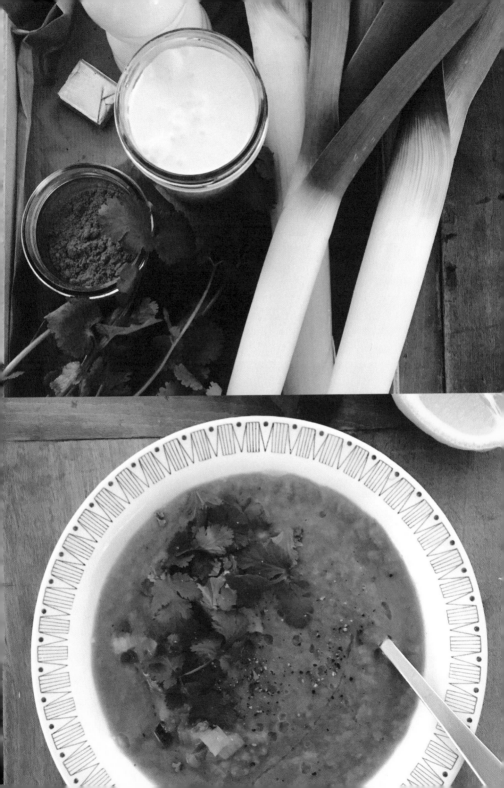

Crema de puerros y champiñones

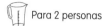 Para 2 personas

 Preparación: 15 minutos

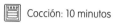 Cocción: 10 minutos

2 puerros grandes cortados en rodajas
110 g de champiñones cortados en dados
(preferentemente frescos o en conserva)
1 litro de caldo de pollo o de verduras
1 cucharada de zumo de limón
½ diente de ajo pelado
Una pizca de sal y de pimienta
2 o 3 ramitas de perejil cortado en trozos grandes

• Verter el caldo en una cacerola grande, añadir los puerros, los champiñones y el ajo. Cocer tapado a fuego lento durante 10 minutos.
• Cuando las verduras estén cocidas, reservar algunos dados de champiñón. Batir la verdura restante con unos 450 ml de caldo hasta obtener una crema bastante espesa y homogénea.
• Añadir el zumo de limón y sazonar. Verter la crema en los boles y espolvorear con los dados de champiñón y el perejil cortado.

¡Qué bueno es para el intestino!
Los puerros son las estrellas de los prebióticos y los champiñones están repletos de agua: ¡todo lo que necesitamos!

Sugerencia
Para añadir un elemento crujiente, haz unos picatostes caseros. Solo tienes que tostar en una sartén unas migas de pan de cerales con un chorrito de aceite de oliva y hierbas aromáticas secas (romero, tomillo, hierbas provenzales, estragón, etc.).

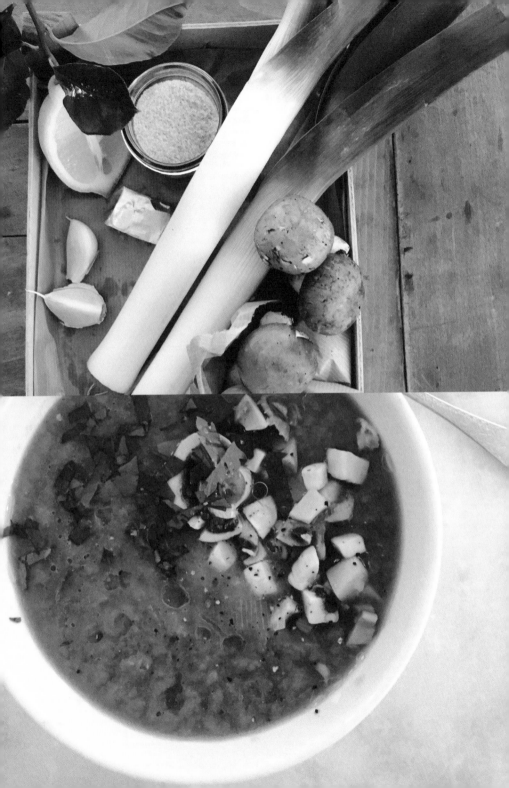

Crema de coliflor, curri y nata de coco

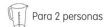 Para 2 personas   Preparación: 15 minutos   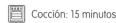 Cocción: 15 minutos

½ coliflor (unos 600 g)
½ cebolla pelada y cortada en rodajas
50 ml de nata o leche de coco
1 litro de caldo de pollo o de verduras
De 1 a 1½ cucharaditas de curri (al gusto)
Sal y pimienta
4 ramitas de cilantro cortadas en trozos grandes

- Separar los ramilletes de la coliflor.
- En una cacerola grande, echar el caldo, el curri y la cebolla. Cuando el agua hierva, añadir la coliflor, tapar y cocer a fuego suave durante 10 minutos.
- Cuando la verdura esté cocida, reservar algunos ramilletes de coliflor.
- Añadir la nata de coco y 170 ml de caldo. Batir bien hasta obtener una crema homogénea. Sazonar y volver a calentar, si es necesario.
- Verter en los boles y espolvorear con el cilantro y los ramilletes de coliflor que se habían reservado.

¡Qué bueno es para el intestino!
La coliflor es rica en fibra insoluble. La combinación de esta verdura con el agua es perfecta (recuerda, ¡nada de fibra sin agua!). En cuanto al cilantro, ¡no sirve solo de adorno! Posee propiedades digestivas tonificantes.

Sugerencia
Para añadir un elemento crujiente, haz unos picatostes caseros. Corta unos dados grandes de pan, frótalos con ajo, rocíalos con un chorrito de aceite de oliva y tuéstalos en una sartén a fuego medio.

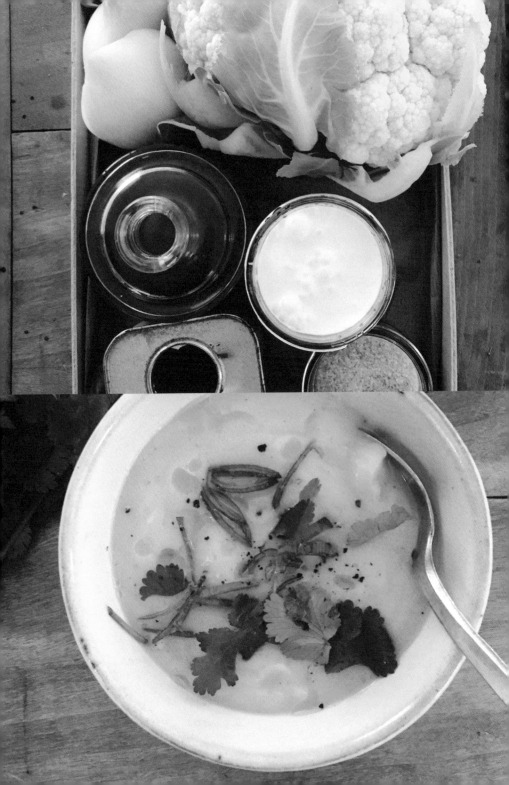

Sopa de cebolla y patata

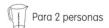 Para 2 personas

 Preparación: 25 minutos

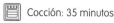 Cocción: 35 minutos

2 cebollas grandes peladas y cortadas en rodajas (400 g)
1 patata grande (200 g)
700 ml de caldo de pollo o de verduras
1 cucharada de vinagre de manzana
Aceite de oliva
3 cucharadas de cebollino picado finamente
Sal y pimienta

- Pelar la patata y trocearla.
- En una cacerola grande, verter un chorro generoso de aceite de oliva y echar las cebollas. Pochar a fuego lento y remover hasta que estén cocidas unos 10 minutos.
- Incorporar el caldo, el vinagre y los trozos de patata. Salpimentar. Cocer a fuego lento unos 25 minutos, hasta que los trozos de patata estén bien cocidos.
- Rectificar el aliño si es necesario.
- Echar la sopa en los boles y espolvorear con el cebollino.

Sugerencia
Para sazonar el caldo, se pueden añadir 2 o 3 cucharadas de salsa de soja.

¡Qué bueno es para el intestino!
Las cebollas convierten esta sopa en toda una joya prebiótica. La patata te aporta fibra soluble. El cebollino favorece la digestión.

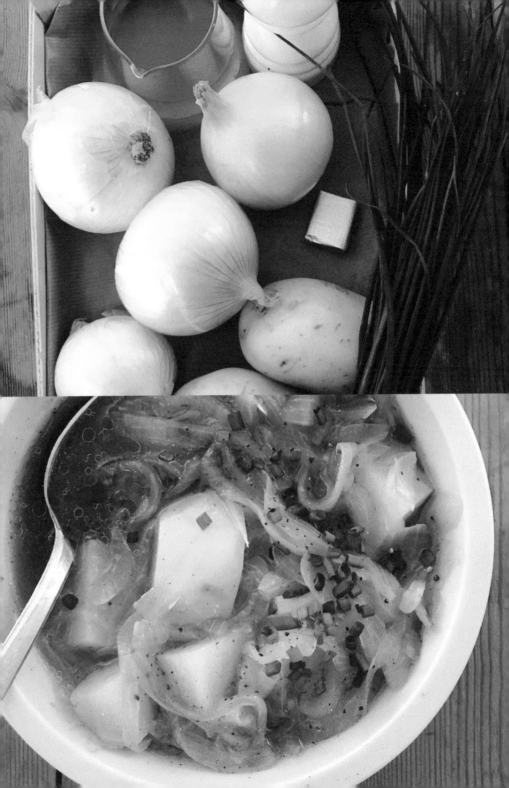

Crema de salsifís, jengibre y maíz

 Para 2 personas   Preparación: 15 minutos   Cocción: 20 minutos

380 g de salsifís (congelados o frescos)
80 g de maíz en conserva
12 g de jengibre pelado y cortado en rodajas finas
600 ml de caldo de pollo o de verduras
Aceite de oliva
¼ de manojo de perifollo
Sal y pimienta

• En una cacerola grande con un chorrito de aceite de oliva, rehogar las rodajas de jengibre durante 2 minutos.
• Verter el caldo y añadir los salsifís. Salpimentar. Hervir unos 15 minutos hasta que los salsifís estén cocidos.
• Triturar las verduras añadiendo el caldo poco a poco hasta conseguir una crema homogénea y espesa.
• Rectificar el aliño, si es necesario. Añadir el maíz y calentar. Servir la crema con el perifollo espolvoreado.

Un gran equipo
Los salsifís son unos orgullosos miembros de la lista de los alimentos con alto contenido en prebióticos.
El maíz aporta fibra insoluble y el jengibre estimula la producción de ácido gástrico. Y no hay que olvidar que el perifollo posee propiedades antiespasmódicas.

Sugerencia
Para añadir un elemento crujiente a la sopa, tuesta unos garbanzos.
En una bandeja de horno, coloca unos garbanzos cocidos (de bote) con un chorrito de aceite de oliva, pimentón y una pizca de sal y de pimienta. Tuéstalos en el horno a 180 °C unos 40 minutos.

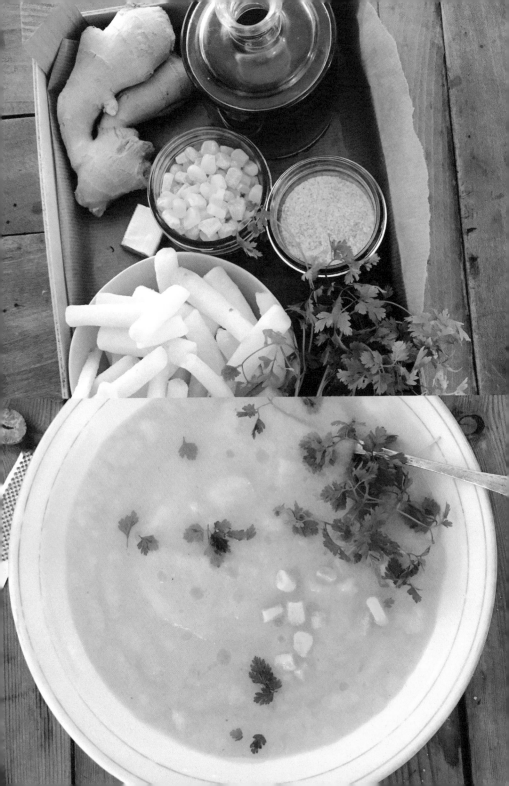

Crema de chirivía, nata de coco y judías pintas

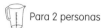 Para 2 personas

 Preparación: 15 minutos

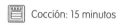 Cocción: 15 minutos

2 chirivías grandes peladas y cortadas en rodajas finas
60 g de judías pintas en conserva
60 ml de nata de coco
1 litro de caldo de pollo o de verduras
De ½ a 1 cucharadita de pimiento de Espelette (al gusto)
Sal y pimienta
2 ramitas de perejil picado finamente

• Verter el caldo en una cacerola grande. Llevarlo a ebullición y añadir las chirivías. Cocer a fuego suave durante 15 minutos.
• Cuando la verdura esté cocida, triturarla junto a 270 ml de caldo, el pimiento y la nata de coco hasta obtener una crema espesa y homogénea.
• Poner la sopa en una cacerola para recalentarla a fuego lento y añadir las judías pintas. Salpimentar y verter en los boles. Espolvorear con perejil.

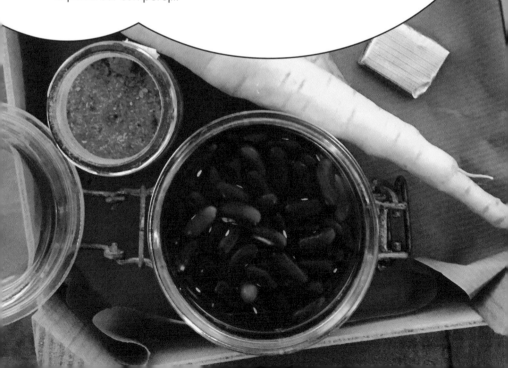

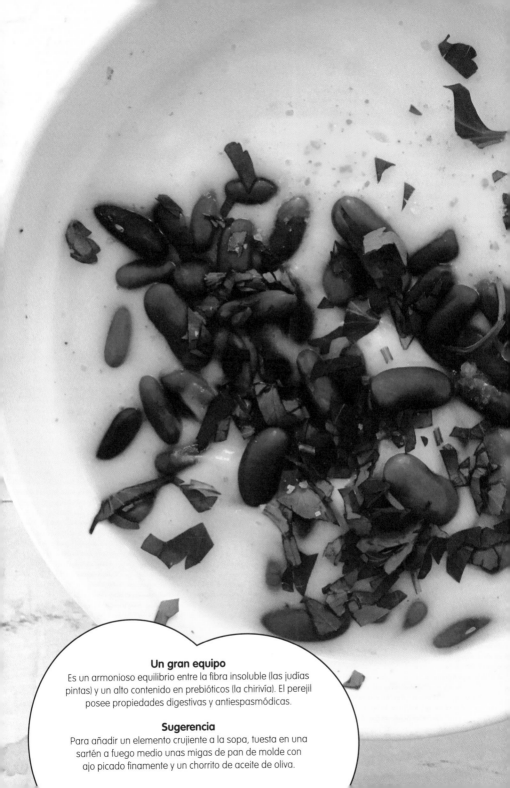

Un gran equipo

Es un armonioso equilibrio entre la fibra insoluble (las judías pintas) y un alto contenido en prebióticos (la chirivía). El perejil posee propiedades digestivas y antiespasmódicas.

Sugerencia

Para añadir un elemento crujiente a la sopa, tuesta en una sartén a fuego medio unas migas de pan de molde con ajo picado finamente y un chorrito de aceite de oliva.

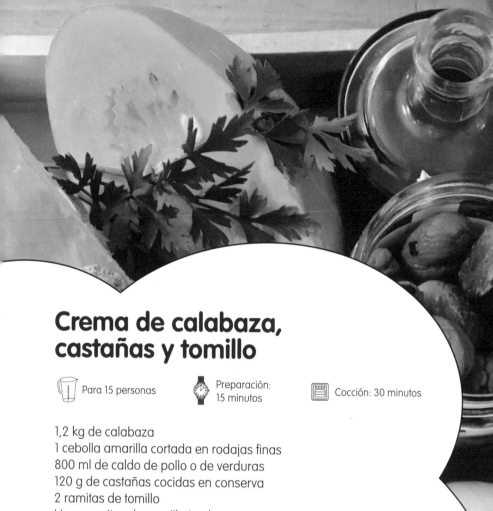

Crema de calabaza, castañas y tomillo

Para 15 personas

Preparación: 15 minutos

Cocción: 30 minutos

1,2 kg de calabaza
1 cebolla amarilla cortada en rodajas finas
800 ml de caldo de pollo o de verduras
120 g de castañas cocidas en conserva
2 ramitas de tomillo
Unas ramitas de perejil picado
Aceite de oliva
Sal y pimienta

• Pelar la calabaza y retirar las pepitas. Cortarla en trozos.
• Verter el caldo en una cacerola, añadir la calabaza, la cebolla
y el tomillo. Salpimentar. Tapar y cocer durante 20 minutos.
Añadir las castañas y cocer tapado 10 minutos más.
• Retirar del fuego, sacar las ramitas de tomillo y triturar bien. Añadir
la cantidad de caldo necesaria para obtener una crema espesa.
• Rectificar el aliño, si es necesario. Verter en los boles, añadir
un chorrito de aceite de oliva y espolvorear con el perejil.

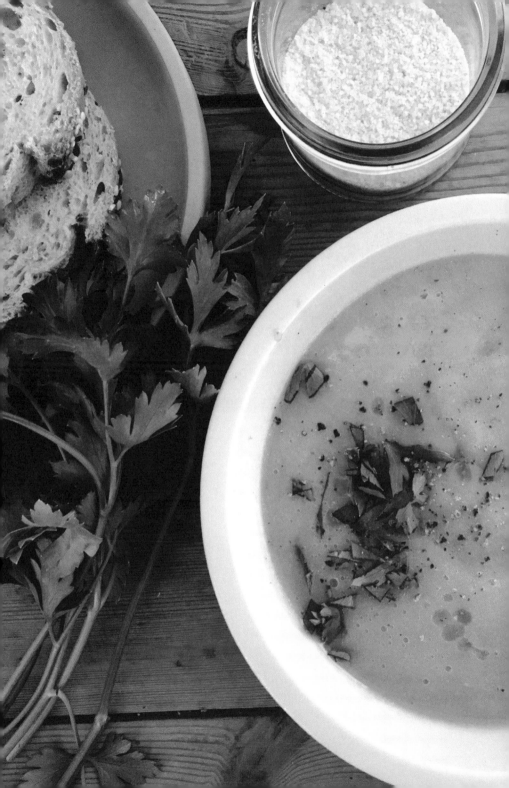

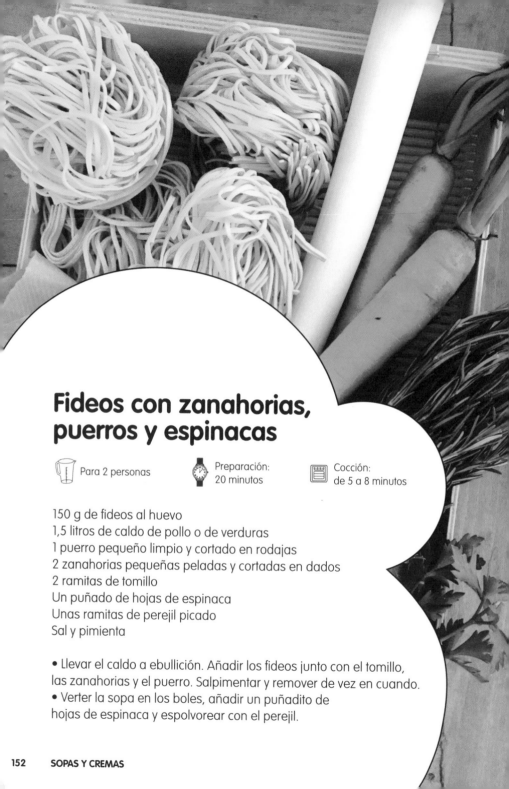

Fideos con zanahorias, puerros y espinacas

Para 2 personas

Preparación:
20 minutos

Cocción:
de 5 a 8 minutos

150 g de fideos al huevo
1,5 litros de caldo de pollo o de verduras
1 puerro pequeño limpio y cortado en rodajas
2 zanahorias pequeñas peladas y cortadas en dados
2 ramitas de tomillo
Un puñado de hojas de espinaca
Unas ramitas de perejil picado
Sal y pimienta

• Llevar el caldo a ebullición. Añadir los fideos junto con el tomillo, las zanahorias y el puerro. Salpimentar y remover de vez en cuando.
• Verter la sopa en los boles, añadir un puñadito de hojas de espinaca y espolvorear con el perejil.

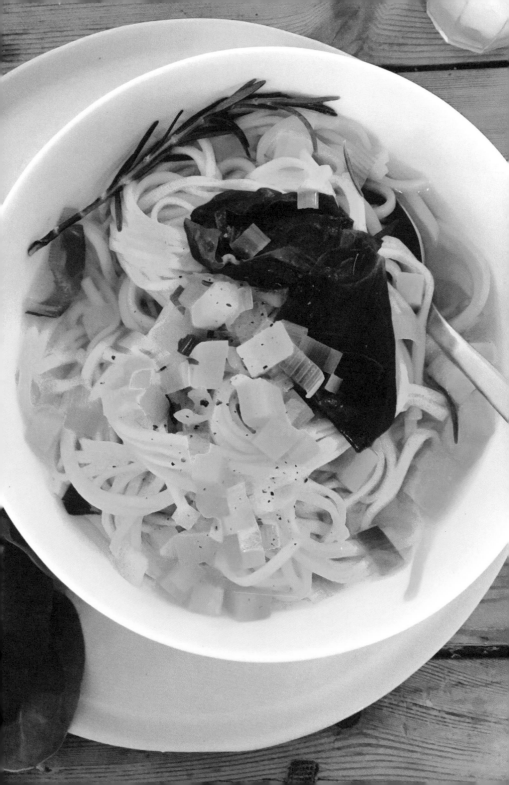

Sopa de tomate con pasta orzo, romero y albahaca

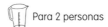 Para 2 personas

 Preparación: 15 minutos

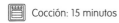 Cocción: 15 minutos

500 g de tomates maduros
60 g de pasta orzo
1 cucharada de aceite de oliva
1 diente de ajo pequeño picado finamente
½ manojo de albahaca
1 ramita de romero
1 cucharadita de azúcar
150 ml de caldo de pollo o de verduras
¼ de cebolla amarilla picada finamente
Sal y pimienta

• Pelar los tomates y cortarlos en trozos grandes.
• Cocer la pasta según las indicaciones del paquete. Escurrir y reservar.
• En una cacerola con un poco de aceite de oliva, dorar el ajo
y la cebolla hasta que estén transparentes. Añadir los tomates,
el azúcar, el romero y la mitad de las hojas de albahaca en trozos.
Salpimentar y cocer a fuego medio unos 10 minutos.
• Incorporar el caldo, remover bien y añadir la pasta.
• Servir caliente con el resto de las hojas de albahaca.

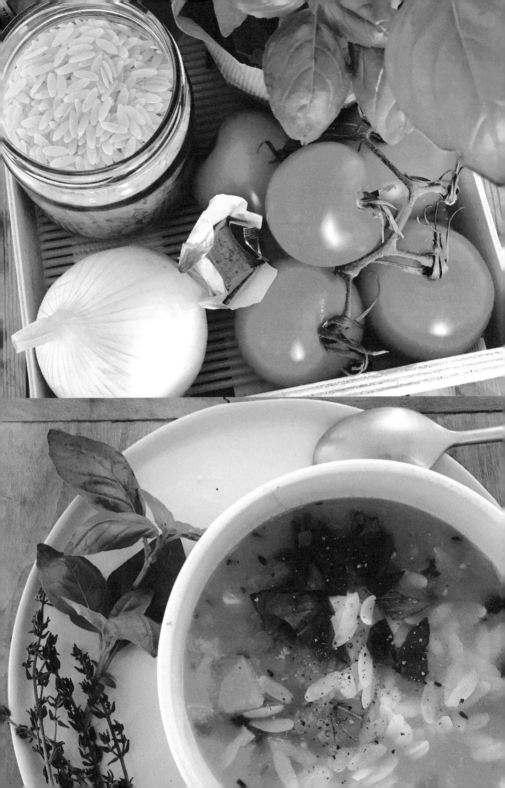

Crema de zanahoria

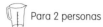 Para 2 personas

 Preparación: 20 minutos

 Cocción: 30 minutos

550 g de zanahorias peladas y cortadas en rodajas
60 g de guisantes partidos secos
1 cebolla pequeña amarilla cortada en dados
8 g de jengibre pelado y cortado en daditos
1 litro de caldo de pollo o de verduras
Aceite de oliva (opcional)
Unas ramitas de perejil
Sal y pimienta

• Cocer los guisantes según las instrucciones del paquete.
• Echar el caldo en una cacerola grande y llevar a ebullición junto a las zanahorias, la cebolla, el jengibre, la sal y la pimienta. Cocer a fuego lento de 25 a 30 minutos hasta que las zanahorias estén cocidas.
• Triturar las zanahorias ajustando la cantidad de caldo para que la sopa quede espesa y cremosa.
• Recalentar la crema en una cacerola y añadir los guisantes. Rectificar el aliño, si es necesario. Espolvorear con el perejil y rociar con un chorrito de aceite de oliva.

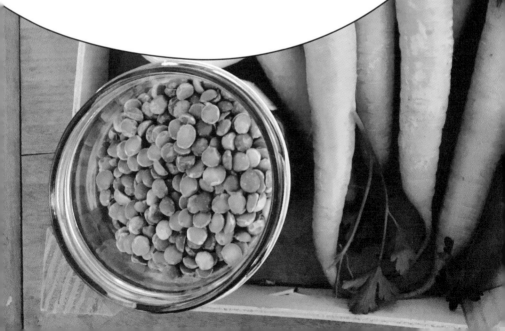

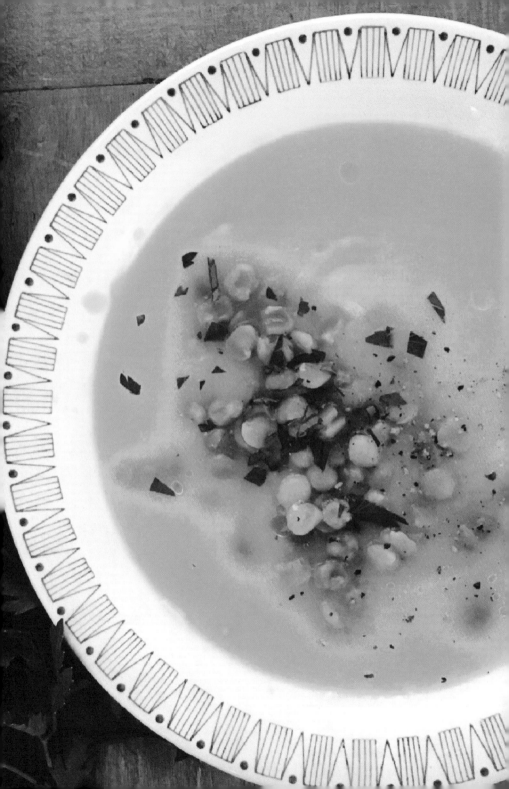

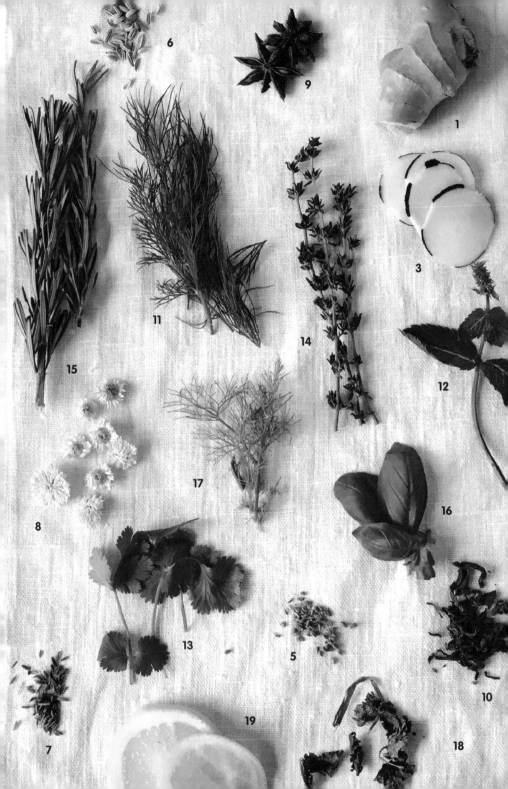

Las hierbas medicinales

Ciertas plantas son famosas por sus propiedades digestivas. Me encanta tomarlas en infusión (caliente o fría). Pueden degustarse durante todo el día, entre las comidas, pero también sientan muy bien por la noche, antes de acostarse.

Para las semillas y las hierbas secas hay que contar 2 cucharadas por ½ litro de agua y, para las hierbas frescas, al menos 2 ramitas. Infusionar de 3 a 5 minutos. Personalmente, me gustan mucho los sabores intensos, así que las dejo infusionar durante más tiempo (y en general, excepto el té verde, no las filtro para potenciar sus efectos).

Si estás embarazada o sufres una patología cardiovascular, te aconsejo que consultes a tu médico de cabecera para confirmar qué plantas puedes tomar.

Lista de plantas digestivas:

1. Canela (sin foto)
2. Jengibre
3. Rábano negro
4. Semillas de alcaravea (sin foto)
5. Semillas de anís
6. Semillas de hinojo
7. Semillas de comino
8. Manzanilla
9. Badiana/anís estrellado
10. Té verde
11. Eneldo
12. Menta
13. Cilantro
14. Tomillo
15. Romero
16. Albahaca
17. Hinojo
18. Salvia
19. Limón

Huevos revueltos con espárragos

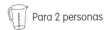 Para 2 personas  Preparación: 10 minutos 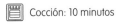 Cocción: 10 minutos

6 huevos
200 g de espárragos verdes (un manojo pequeño o en conserva)
2 rebanadas de pan de cereales
3 cucharadas de cebollino picado finamente
1 cucharada de cebolla roja pelada y picada finamente
Aceite de oliva
Sal y pimienta

• Pelar los espárragos y quitarles el pie. En una cacerola, llevar a ebullición agua con un poco de sal y meter los espárragos. Cocerlos durante 5 minutos. Escurrir y dejar enfriar. Reservar algunas puntas de los espárragos y cortar el resto en rodajas.
• Cascar los huevos en un bol grande y batirlos con un tenedor. Salpimentar.
• En una cacerola a fuego suave, calentar un chorrito de aceite de oliva y echar los huevos. Batir sin parar con las barillas hasta que los huevos estén hechos pero cremosos.
• Disponer los huevos encima del pan, espolvorear con la cebolla roja y el cebollino y añadir las puntas de los espárragos.

Un gran equipo
Los huevos garantizan un alto contenido en aminoácidos, y los espárragos, en probióticos. No olvides añadir el cebollino, que es un estimulante gástrico.

Sugerencia
Para que las proteínas que contienen los huevos se fraccionen de manera óptima, te recomiendo añadir un puñadito de brotes germinados (véanse sus propiedades en p. 168).

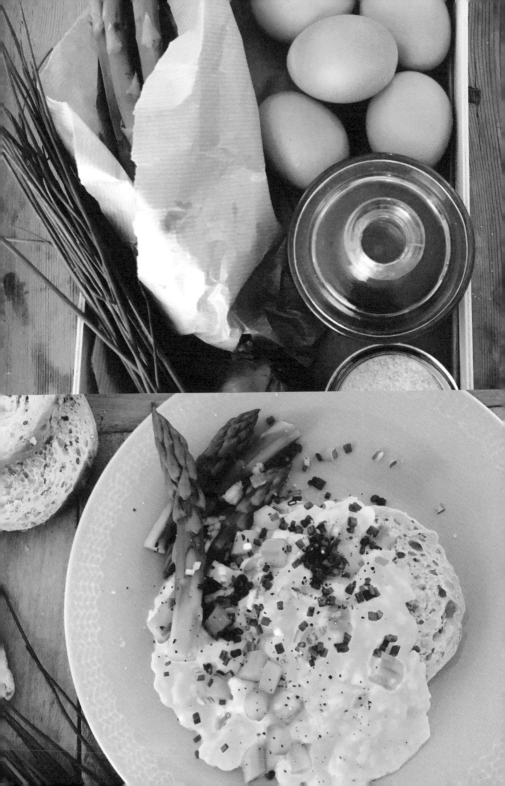

Tortilla de remolacha cruda, pepino y cebolla

 Para 6 tortillas pequeñas Preparación: 10 minutos Cocción: 4 minutos

6 huevos medianos
100 g de remolacha cruda, pelada y rallada (1 remolacha)
2 pepinos enanos pelados y cortados en rodajas finas
6 hojas de lechuga
¼ de cebolla roja cortada en juliana
4 ramitas de menta
Aceite de oliva
Sal y pimienta
Salsa de soja o salsa de guindilla dulce

- Cascar los huevos en un bol. Añadir una pizca de sal y pimienta, y batir un poco con un tenedor.
- Poner una sartén al fuego con unas gotas de aceite de oliva. Verter los huevos batidos de manera que se formen varias tortillas pequeñas.
- Cuando estén cocidas, dejar que se enfríen un poco para no quemarse y después enrollarlas con una hoja de lechuga. Rellenar el rollito de remolacha, pepino, cebolla y menta. Servir enseguida.
- Degustar los rollitos mojándolos en la salsa de soja o en la de guindilla dulce.

¡Qué bueno es para el intestino!
Este plato garantiza un alto contenido en aminoácidos gracias a los huevos, en fibra solubre por la remolacha (que tiene un efecto laxante en caso de digestión lenta) y en agua gracias a los pepinos. Además, la menta es una reconocida planta medicinal por sus virtudes digestivas.

Sugerencia
Puedes servir este plato como aperitivo o entrante acompañado, por ejemplo, de rabanitos y una crema para untar de yogur (véase receta p. 136).

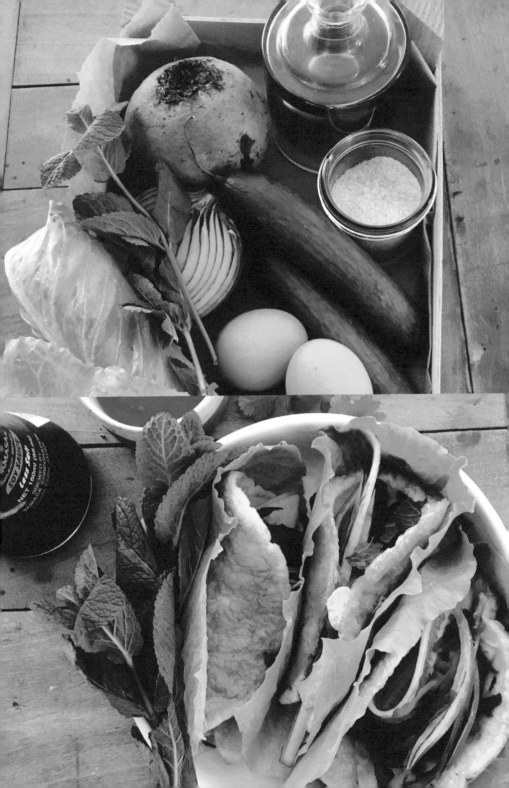

Tortilla de col kimchi

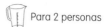 Para 2 personas  Preparación: 10 minutos 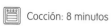 Cocción: 8 minutos

4 huevos
125 g de kimchi lactofermentado (véase p. 92)
2 ramitas de menta fresca o de perejil picadas
Aceite de oliva
Sal y pimienta

- Batir los huevos con un tenedor en un pequeño bol con un poco de sal y pimienta.
- Poner una sartén al fuego con un chorrito de aceite de oliva y verter los huevos. Remover con cuidado y disponer el kimchi en una mitad de la tortilla.
- Cuando esté cocida, cerrar la tortilla plegándola en dos. Espolvorear con un poco de menta o de perejil.

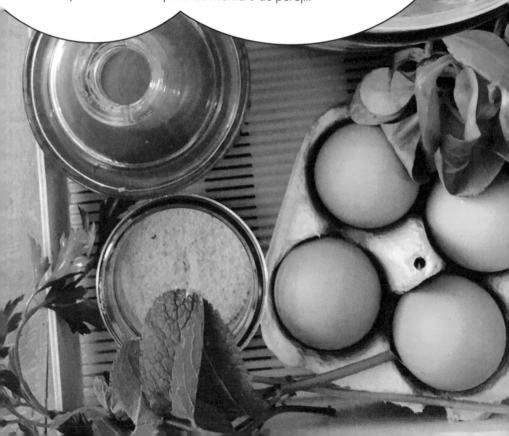

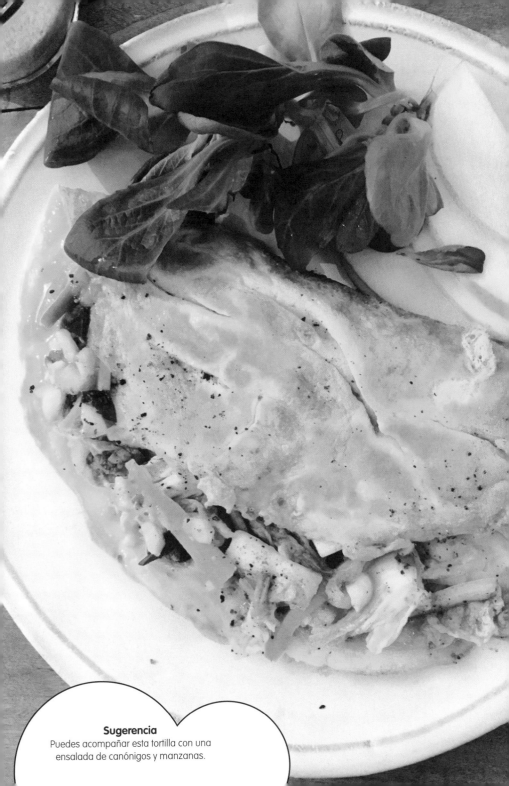

Sugerencia
Puedes acompañar esta tortilla con una
ensalada de canónigos y manzanas.

Tortilla de tomates cherry, queso feta y menta

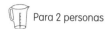 Para 2 personas

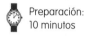 Preparación:
10 minutos

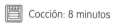 Cocción: 8 minutos

4 huevos
15 tomates cherry
20 g de queso feta desmenuzado
2 ramitas de menta fresca picadas
Aceite de oliva
Sal y pimienta

• Batir los huevos con un tenedor en un bol pequeño,
con un poco de sal y pimenta.
• En una sartén con un chorrito de aceite de oliva, rehogar
los tomates unos 5 minutos. Reservar.
• Calentar una sartén con un chorrito de aceite de oliva y echar
los huevos. Remover con cuidado y añadir el queso feta, los
tomates y un poco de menta. Cuando esté cocida, cerrar
la tortilla plegándola en dos. Espolvorear con la menta.

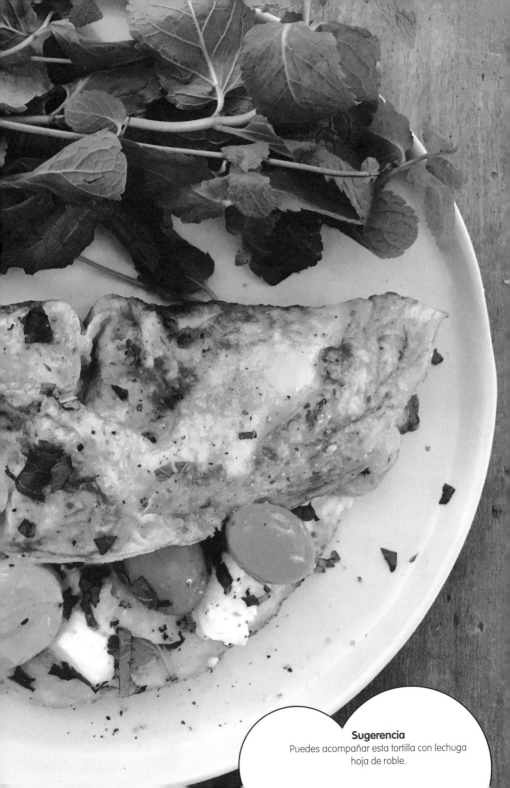

Sugerencia
Puedes acompañar esta tortilla con lechuga
hoja de roble.

Las milagrosas semillas germinadas

Nuestras aliadas en la digestión

¡Detengámonos un momento en estas semillas tan curiosas! Estos renacuajos vegetales tan verdes y rizados tienen unas enormes virtudes imperceptibles a primera vista. A pesar de su pequeño tamaño, son un increíble concentrado de nutrientes: minerales, vitaminas, oligoelementos, antioxidantes y aminoácidos. Y, por si fuera poco, son ultradigestivas, ya que son ricas en enzimas digestivas. La germinación de las semillas nos ayuda a predigerir la comida. Además, son ricas en fibra y en energía, pues se trata de materia viva.

Pueden cultivarse fácilmente en la cocina, en un bote de cristal o en un semillero. Para conseguir estas maravillas nutricionales, basta con unas semillas, calor y humedad. Para saber más detalles, sigue las instrucciones que se indican en los paquetes de semillas para germinar. Puedes comprarlas en grandes superficies, en tiendas ecológicas especializadas o en internet (véase el apartado «Direcciones»).

Las semillas germinadas suelen comerse crudas para mantener intactas sus virtudes, por ejemplo con una rebanada de pan, en ensalada o en un bocadillo. Para aprovechar todas sus propiedades, se recomienda tomar dos o tres cucharadas al día.

Las semillas (o brotes) más habituales son los siguientes:

1 Alfalfa

2 Mostaza

3 Remolacha

4 Lenteja

No aparecen en la fotografía de la página siguiente:

5 Trigo germinado

6 Soja

7 Brócoli

8 Garbanzo

9 Rábano

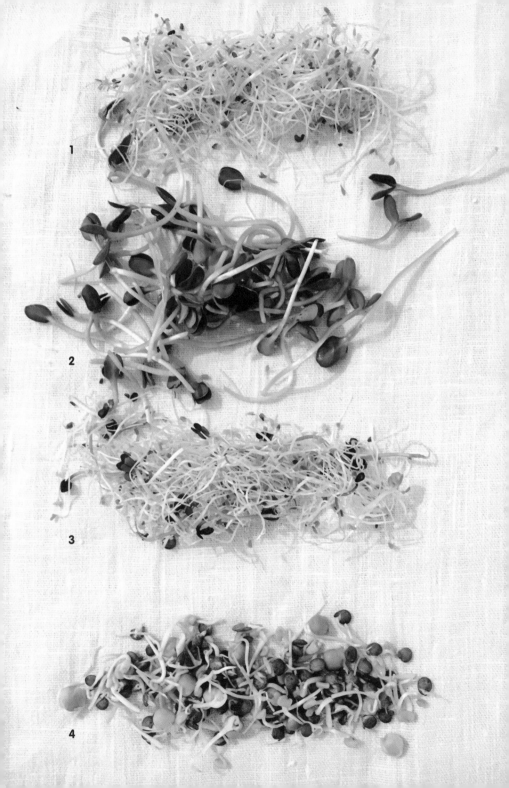

Quiche de espárragos, cebolla y romero

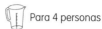 Para 4 personas

 Preparación: 25 minutos

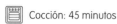 Cocción: 45 minutos

1 masa quebrada
300 g de cebollas peladas y cortadas en juliana
350 g de espárragos verdes
7 huevos
4 ramitas de romero
Aceite de oliva
Sal y pimienta

- Precalentar el horno a 180 °C.
- Verter un buen chorro de aceite de oliva en una sartén grande y echar las cebollas y el romero desmenuzado. Rehogar a fuego suave durante 10 minutos para que la cebolla se poche y caramelice.
- Pelar los espárragos y quitarles el pie. En una cacerola, llevar agua a ebullición e introducir los espárragos durante 4 minutos. Escurrir y reservar.
- Cascar los huevos en un bol grande, añadir una pizca de sal y pimienta y batir bien con un tenedor.
- Untar de mantequilla un molde para tartas. Extender la masa, pincharla con el tenedor, cubrir con papel sulfurizado y colocar encima unas legumbres secas. Cocer la masa durante 12 minutos.
- Retirar el papel sulfurizado y las legumbres. Rellenar el fondo de la tarta cocida con una capa de cebolla, añadir los espárragos y verter los huevos batidos.
- Hornear durante 30 minutos. Sacar la tarta cuando los bordes estén dorados. Tomar caliente.

¿Por qué tantos huevos?
Las quiches se hacen únicamente con huevos para evitar productos lácteos que no son precisamente los mejores amigos de la digestión. Las proteínas que contienen los huevos te permitirán cargarte de aminoácidos. Los espárragos y las cebollas te aportarán prebióticos.

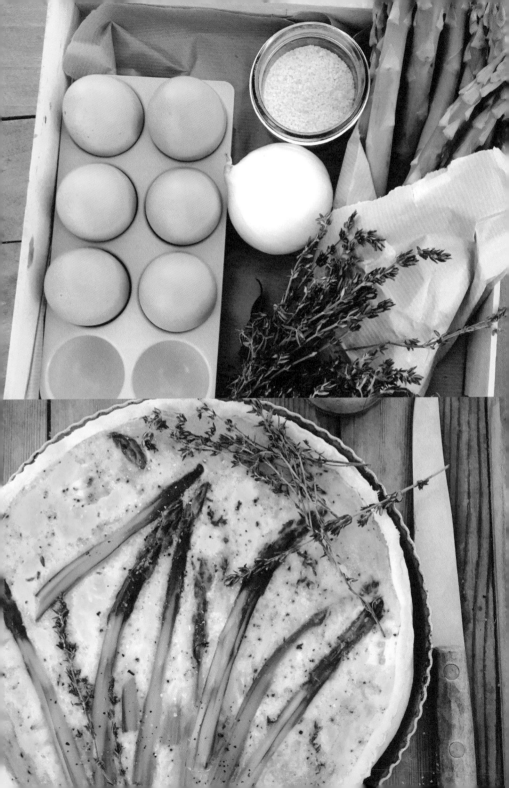

Quiche de cebolla y tomates secos

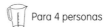 Para 4 personas   Preparación: 25 minutos   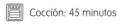 Cocción: 45 minutos

1 masa quebrada
350 g de cebollas cortadas en juliana (unas 2 cebollas)
170 g de tomates secos troceados
7 huevos
6 ramitas de estragón
Aceite de oliva
Sal y pimienta

• Precalentar el horno a 180 °C.
• Verter un buen chorro de aceite de oliva en una sartén grande y rehogar las cebollas durante 10 minutos hasta que caramelicen.
• Cascar los huevos en un bol grande, añadir una pizca de sal y pimienta y batir bien con un tenedor.
• Forrar un molde para tartas con la masa quebrada. Pincharla con el tenedor, cubrir con papel sulfurizado y colocar encima unas legumbres secas. Cocer la masa entre 10 y 15 minutos, hasta que los bordes empiecen a dorarse. Retirar las legumbres y el papel sulfurizado.
• Extender una capa de cebolla, tomates secos y estragón. Después, cubrir con los huevos.
• Hornear unos 30 minutos. Sacar la tarta cuando los bordes estén dorados. Servir caliente.

Sugerencia

Para añadir frescor a la quiche, te propongo elaborar una deliciosa crema de aguacate –¡así, además, aprovecharás la gran cantidad de enzimas digestivas que contiene el aguacate! Solo tienes que aplastar un aguacate maduro y mezclarlo con ajo machacado, vinagre y pimentón dulce.

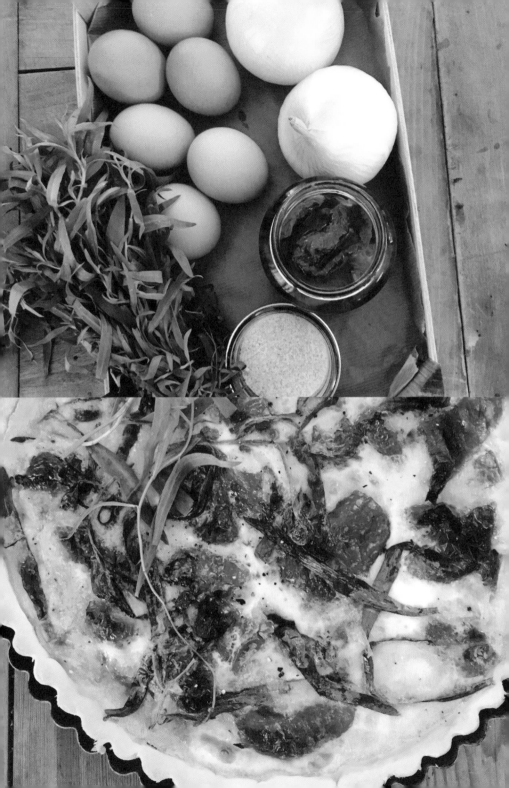

Quiche de puerros y endivias con ajo

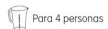 Para 4 personas

 Preparación: 25 minutos

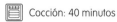 Cocción: 40 minutos

1 masa quebrada
1 cebolla amarilla pequeña cortada en juliana
2 puerros (unos 180 g) cortados en rodajas
125 g de tomates cherry multicolor
½ endivia roja
7 huevos
1 diente de ajo cortado en daditos
Unas ramitas de cebollino picado
Aceite de oliva
Sal y pimienta

- Precalentar el horno a 180 °C.
- Verter un buen chorro de aceite de oliva en una sartén grande y rehogar las cebollas, el ajo y los puerros durante 10 minutos. Los puerros deben caramelizar.
- Cascar los huevos en un bol grande, añadir una pizca de sal y pimienta y batir bien con un tenedor.
- Forrar un molde para tartas con la masa quebrada. Pincharla con el tenedor, cubrir con papel sulfurizado y colocar encima unas legumbres secas. Cocer la masa entre 10 y 15 minutos, hasta que los bordes empiecen a dorarse. Retirar las legumbres y el papel sulfurizado.
- Extender una capa de cebolla, ajo y puerros. Después, añadir los tomates cherry y las hojas de endivia. Cubrir con los huevos. Hornear unos 30 minutos, hasta que los bordes estén bien dorados.
- Espolvorear con el cebollino picado.

Un gran equipo
Aquí tienes una buena mezcla de prebióticos (puerros, ajo, cebolla y endivia), fibra soluble repleta de agua (tomates) y aminoácidos (huevos). Además, la endivia cumple una doble función, pues su sabor amargo estimula la producción de ácido gástrico.

Sugerencia
Acompaña esta quiche de una buena ensalada de brotes de espinaca aliñada con una vinagreta de miel. Te aportará sobre todo zinc, que es importante durante el proceso digestivo.

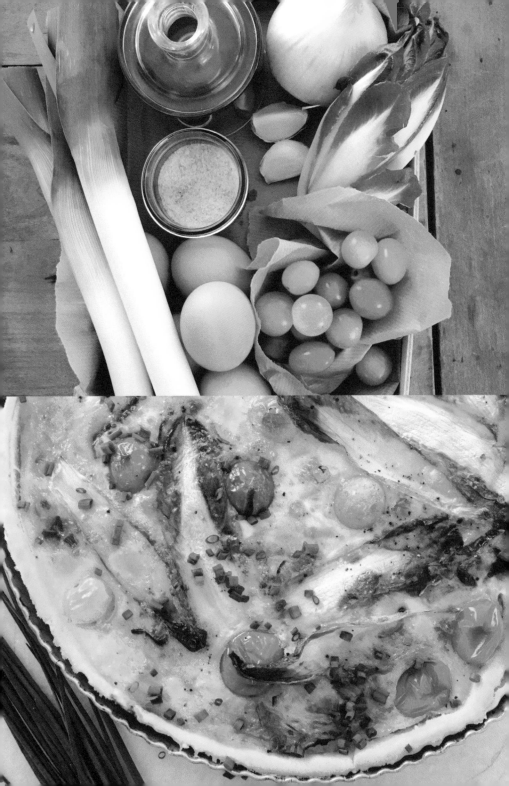

Quiche de chirivía lactofermentada, espinacas y tomates cherry

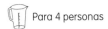 Para 4 personas

 Preparación:
10 minutos

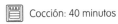 Cocción: 40 minutos

1 masa quebrada
100 g de chirivía lactofermentada (véase p. 88)
Un buen puñado de brotes de espinacas
50 g de tomates secos (opcional)
90 g de tomates cherry multicolor
4 huevos grandes
Sal y pimienta

• Precalentar el horno a 180 °C. Forrar un molde para tartas con la masa quebrada. Pincharla con un tenedor, cubrir con papel sulfurizado y colocar encima unas legumbres secas. Cocer la masa entre 10 y 15 minutos, hasta que los bordes empiecen a dorarse. Retirar las legumbres y el papel sulfurizado.
• Cascar los huevos en un bol grande, añadir una pizca de sal y pimienta y batir bien con un tenedor.
• Disponer en el fondo de la masa una capa de chirivía lactofermentada. Añadir los brotes de espinacas (excepto unos pocos) y cubrir con los huevos. Poner encima los tomates cherry y los tomates secos. Hornear unos 25 minutos.
• En el momento de servir, disponer algunos brotes de espinacas encima de la quiche.

Sugerencia
Servir con una ensalada de
espinacas y rodajas de manzana.

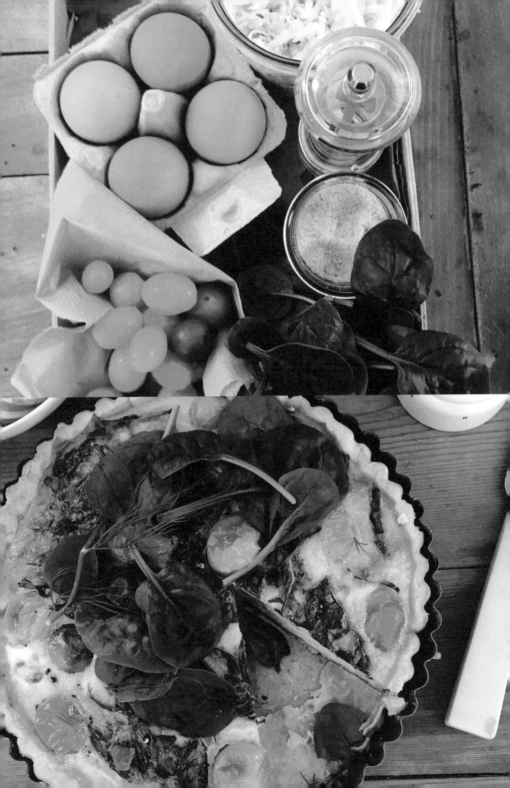

Quiche de salmón ahumado, zanahorias lactofermentadas y hierbas

 Para 1 quiche   Preparación: 10 minutos   Cocción: 40 minutos

1 masa quebrada
150 g de zanahorias lactofermentadas (véase p. 86)
3 lonchas de salmón cortadas en tiras
4 huevos grandes
½ manojo de cebollino
Unas ramitas de eneldo
Sal y pimienta

• Precalentar el horno a 180 °C. Forrar un molde para tartas con la masa quebrada. Pincharla con un tenedor, cubrir con papel sulfurizado y colocar encima unas legumbres secas. Cocer la masa entre 10 y 15 minutos, hasta que los bordes empiecen a dorarse. Retirar las legumbres y el papel sulfurizado.
• Cascar los huevos en un bol grande, añadir una pizca de sal y pimienta. Batir bien con un tenedor.
• Disponer en el fondo de la masa una capa de zanahorias lactofermentadas. Añadir las tiras de salmón y cubrir con los huevos. Espolvorear con el cebollino y el eneldo y, después, hornear unos 25 minutos.
• En el momento de servir, añadir más hierbas frescas. Tomar preferentemente caliente.

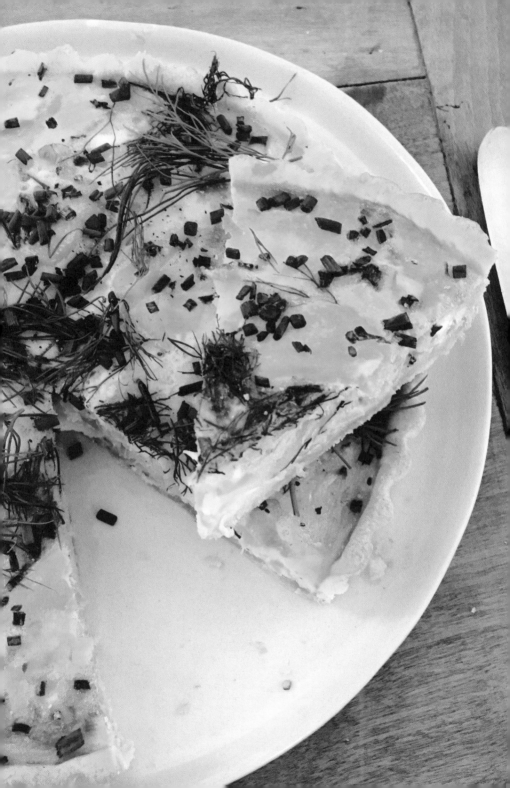

Pissaladière

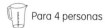 Para 4 personas

 Preparación:
20 minutos

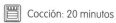 Cocción: 20 minutos

2 cebollas (unos 300 g) cortadas en juliana
1 masa para pizza
15 aceitunas negras
12 tomates cherry cortados por la mitad
4 cucharadas de salsa de tomate
3 ramitas de tomillo o de romero
6 anchoas
Aceite de oliva
Sal y pimienta

• Sofreír las cebollas a fuego suave con un buen chorro de aceite de oliva. Remover hasta que estén ligeramente caramelizadas y reservar.
• Precalentar el horno a 200 °C. Extender la masa para pizza en una bandeja de horno cubierta de papel sulfurizado. Espacir la salsa de tomate formando una capa fina y añadir las cebollas, los tomates cherry, las aceitunas y las anchoas. Añadir una pizca de sal y de pimenta. Espolvorear con un poco de romero o tomillo. Hornear 20 minutos.

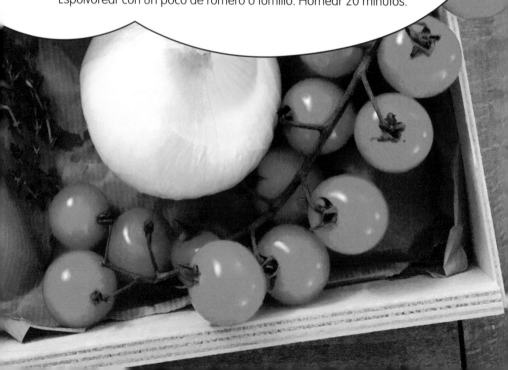

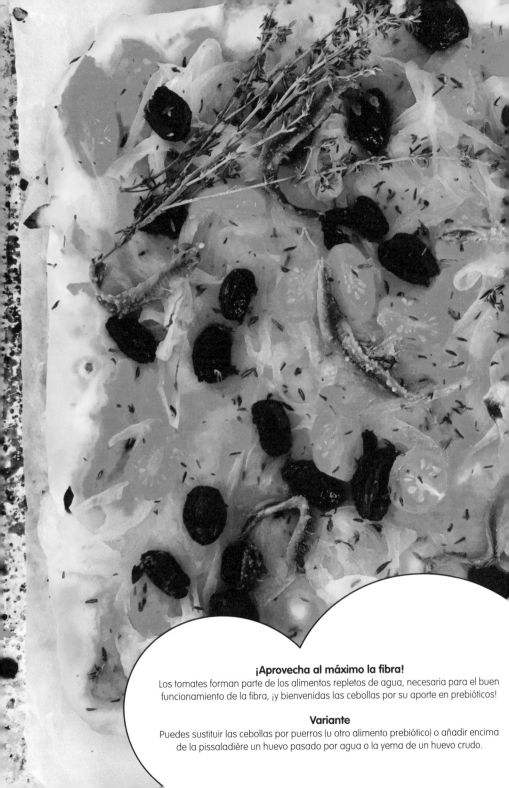

¡Aprovecha al máximo la fibra!
Los tomates forman parte de los alimentos repletos de agua, necesaria para el buen funcionamiento de la fibra, ¡y bienvenidas las cebollas por su aporte en prebióticos!

Variante
Puedes sustituir las cebollas por puerros (u otro alimento prebiótico) o añadir encima de la pissaladière un huevo pasado por agua o la yema de un huevo crudo.

Pizzettas de brotes de espinacas y cebolla

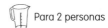 Para 2 personas

 Preparación : 20 minutos

 Cocción: 15 minutos

Pizzettas de tomate y espinacas
½ masa de pizza rectangular
25 g de brotes de espinacas
3 tomates secos
½ cebolla amarilla
cortada en juliana
2 tomates amarillos
2 cucharadas de aceite de oliva
Sal y pimienta

**Pizzettas de espinacas,
cebolla y aceitunas**
½ masa de pizza rectangular
25 g de brotes de espinacas
10 aceitunas
½ cebolla amarilla
cortada en juliana
½ cebolla roja pequeña
cortada en juliana
2 cucharadas de aceite de oliva
Sal y pimienta

Pizzettas de tomate y espinacas
• Precalentar el horno a 200 °C.
• En una sartén con un chorrito de aceite de oliva, rehogar la cebolla amarilla. Remover a menudo y dejar que caramelice poco a poco. Reservar.
• Extender la masa para pizza en una bandeja de horno cubierta de papel sulfurizado. Enrollar los bordes bajo la masa 1 o 2 cm para que no se vean.
• Disponer una capa fina de cebolla caramelizada y añadir los tomates amarillos, los tomates secos y las espinacas. Salpimentar.
• Hornear unos 15 minutos, hasta que los bordes estén dorados.

Pizzettas de espinacas, cebolla y aceitunas
• Precalentar el horno a 200 °C.
• En una sartén con un chorrito de aceite de oliva, rehogar la cebolla amarilla. Remover a menudo y dejar que caramelice poco a poco. Reservar.
• En una cacerola con un chorrito de aceite de oliva, rehogar las espinacas a fuego suave unos 2 minutos. Reservar.
• Extender la masa para pizza en una bandeja de horno cubierta de papel sulfurizado. Enrollar los bordes bajo la masa 1 o 2 cm para que no se vean.
• Disponer una capa fina de cebolla caramelizada y añadir las espinacas, las aceitunas y la cebolla roja. Salpimentar.
• Hornear unos 15 minutos hasta que los bordes estén dorados.

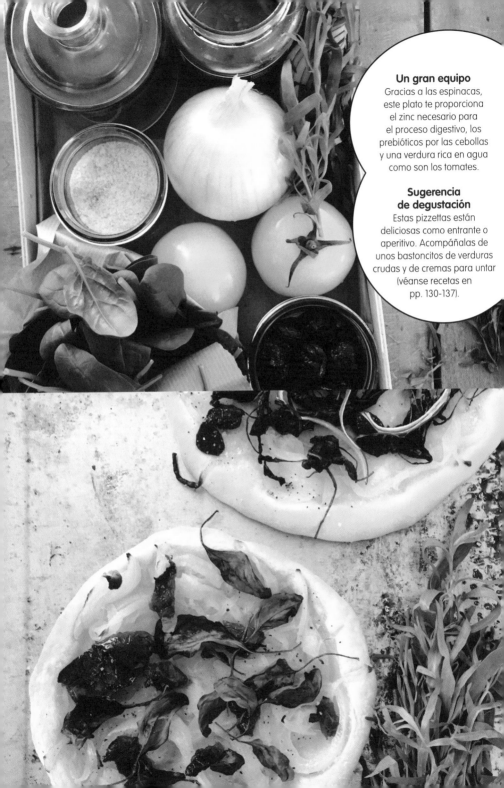

Un gran equipo

Gracias a las espinacas, este plato te proporciona el zinc necesario para el proceso digestivo, los prebióticos por las cebollas y una verdura rica en agua como son los tomates.

Sugerencia de degustación

Estas pizzettas están deliciosas como entrante o aperitivo. Acompáñalas de unos bastoncitos de verduras crudas y de cremas para untar (véanse recetas en pp. 130-137).

Pizza de tomate, cebolla y albahaca

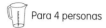 Para 4 personas

 Preparación: 20 minutos

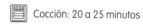 Cocción: 20 a 25 minutos

1 masa de pizza lista para usar
6 tomates multicolor
1 cebolla pelada y cortada en juliana
1 manojo de albahaca
10 avellanas
Aceite de oliva
Sal y pimienta
1 orejón o 1 higo seco (opcional)

• Precalentar el horno a 220 °C. Rehogar la cebolla a fuego lento en una sartén con un chorrito de aceite de oliva y una pizca de sal: debe quedar blandita sin dorarse demasiado.
• Cortar los tomates en rodajas finas. Retirar las semillas para evitar que no haya demasiado jugo y la masa se empape.
• Extender la masa de pizza y formar un borde a su alrededor.
• Disponer las tiras de cebolla encima de la masa y, después, las rodajas de tomate. Espolvorear con hojas de albahaca y hornear de 12 a 15 minutos, hasta que la pizza tenga un bonito color dorado y esté crujiente.
• En una batidora, verter 40 ml de aceite de oliva, sal, pimienta, la mitad de las hojas de albahaca y las avellanas troceadas. Batir bien. Sazonar, si es necesario. Probar y rectificar con más albahaca o, si está demasiado amargo, añadir un higo seco o un orejón. Batir.
• Disponer sobre la pizza algunas hojas de albahaca y aliñar con unas gotitas de salsa pesto.

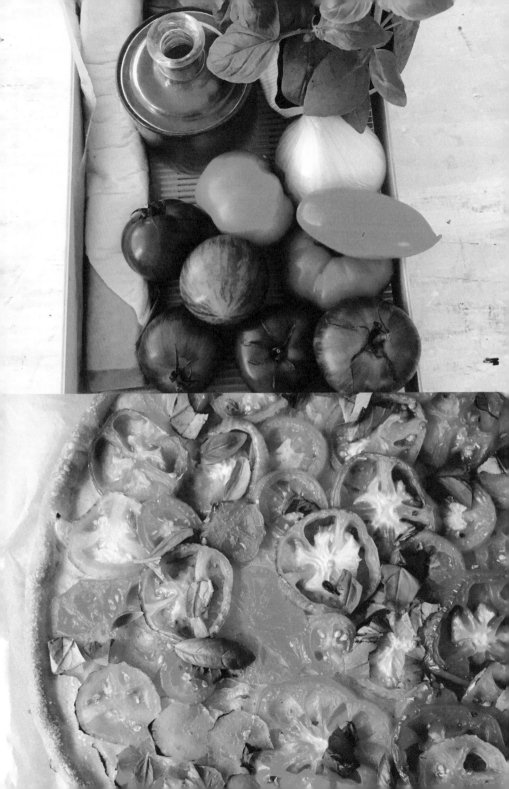

Ensalada de col de invierno

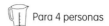 Para 4 personas   Preparación: 25 minutos   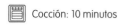 Cocción: 10 minutos

½ col lombarda
100 g de trigo duro
½ manzana
30 g de almendras crudas en trozos grandes
¼ de manojo de cebollino picado finamente
El zumo de ½ limón
Aceite de oliva
Sal y pimienta

- Cocer el trigo según las instrucciones del paquete. Escurrir y reservar.
- Con un cuchillo o una mandolina, cortar la col lombarda en tiras finas.
- Cortar la manzana en rodajas y, después, en bastoncitos. Reservarlos en un bol pequeño con el zumo de limón y mezclar despacio.
- En una ensaladera, mezclar el trigo cocido, las tiras de col, la manzana con limon y las almendras. Rociar con un buen chorro de aceite de oliva, sazonar y espolvorear con el cebollino.

¡Qué bueno es para el intestino!
La col lombarda y el cebollino forman parte del grupo de alimentos prebióticos.

Sugerencia de degustación
Para tener una comida completa, acompáñala de una pechuga de pollo a la plancha (tras marinarla con zumo de limón, ajo y aceite de oliva para facilitar la digestión y que el plato sea más sabroso).

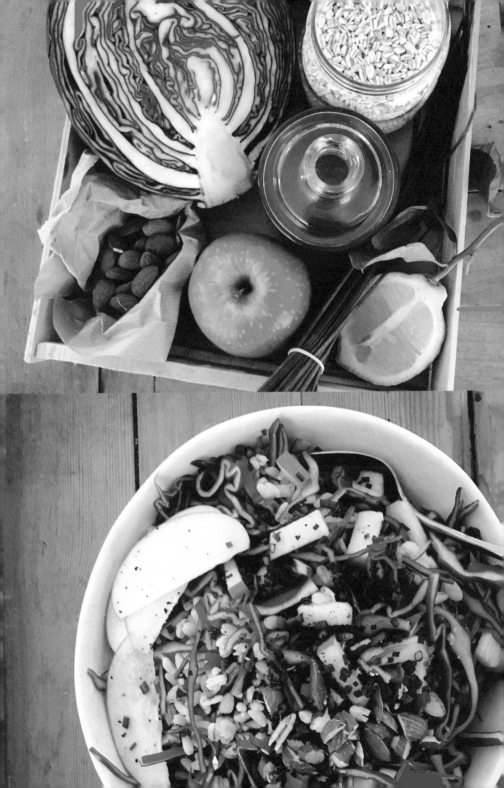

Maki de remolacha, salmón y aguacate

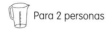 Para 2 personas
 Preparación: 35 minutos
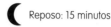 Reposo: 15 minutos

280 g de quinoa
2 lonchas pequeñas de salmón ahumado
8 cucharadas de remolacha lactofermentada (véase p. 94)
8 hojas de alga nori
1 zanahoria pelada y cortada en bastoncitos
1 aguacate pequeño muy maduro
2 cucharadas de zumo de limón
6 cucharadas de vinagre de arroz
2 cucharadas de azúcar
Una pizca de sal
50 ml de salsa de soja
Unas ramitas de cebollino picadas

• Cocer la quinoa según las indicaciones del paquete.
Escurrir y dejar enfriar.
• En un bol pequeño, mezclar el vinagre de arroz, el azúcar
y la sal. Añadir esta mezcla a la quinoa cocida.
• Cortar el aguacate por la mitad, retirar el hueso y cortar la carne
en bastoncitos. Rociarlos con un poco de zumo de limón para
evitar que se oxiden.
• Colocar dos hojas de alga encima de la esterilla de bambú,
extender una capa fina de quinoa. Añadir los bastoncitos de verdura
y el salmón y enrollar el maki apretando bien.
• Envolver el rollo en film transparente y dejar reposar en la nevera
15 minutos.
• Cortar las piezas con un cuchillo bien afilado. Servir los makis
acompañados de un bol pequeño de salsa de soja con el
cebollino espolvoreado.

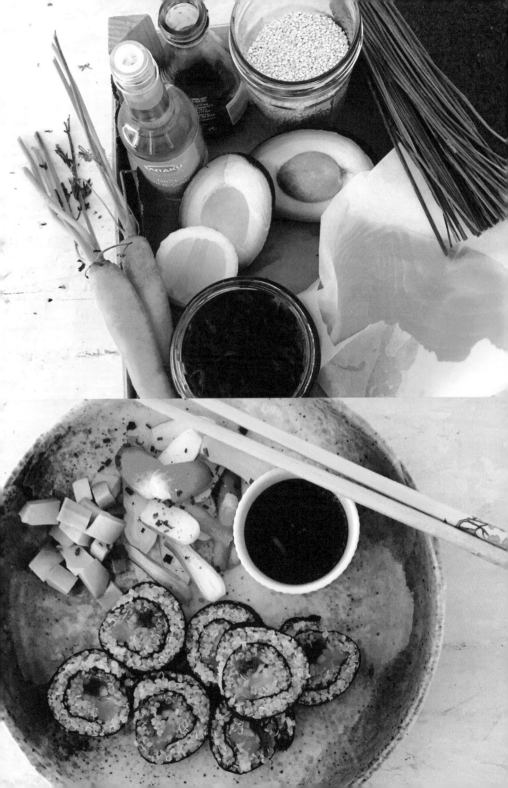

Tosta escandinava de salmón ahumado, mayonesa de eneldo, alcaparras y pepinillos

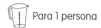 Para 1 persona

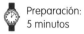 Preparación:
5 minutos

1 rebanada de pan integral tostado
1 loncha grande de salmón ahumado
4 cucharadas de mayonesa
7 ramitas de eneldo
5 pepinillos cortados en daditos
1 cucharada de alcaparras
¼ de limón cortado en rodajas
Sal y pimienta
Unas hojas de lechuga

• Extender una loncha grande de salmón sobre el pan.
• En un bol pequeño, mezclar la mayonesa con una pizca de sal y pimienta. Poner una cucharada de mayonesa encima del salmón.
• Esparcir las alcaparras y los pepinillos. Añadir un poco de sal y pimienta y unas ramitas de eneldo. Colocar la torta en un plato acompañada de unas hojas de lechuga. Rociar con el zumo de limón.

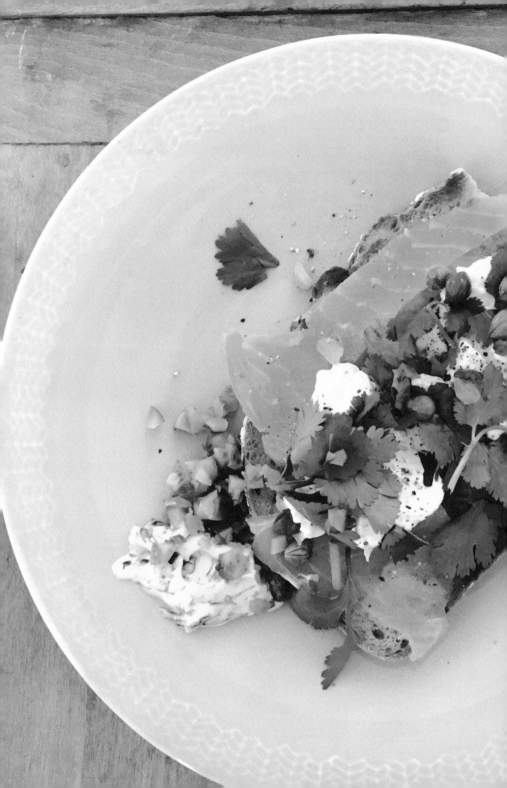

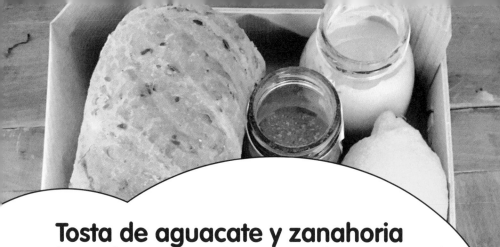

Tosta de aguacate y zanahoria lactofermentada con salsa samurái

 Para 3 tostas   Preparación: 5 minutos   Cocción: 10 minutos

6 cucharadas de zanahorias lactofermentadas (véase p. 86)
1 aguacate
3 rebanadas de pan tostado (integral o de cereales)
2 cucharadas de zumo de limón (aproximadamente ¼ de limón)
2 huevos pequeños
6 cucharadas de mayonesa
De ½ a 1 cucharadita de pimentón dulce (al gusto)
1½ cucharadas de kétchup
Sal y pimienta

• En un bol, mezclar bien la mayonesa, el kétchup y el pimentón dulce.
• Cocer los huevos en agua hirviendo durante 10 minutos. Dejar enfriar y quitarles la cáscara. Extraer las yemas y picarlas finamente.
• Cortar el aguacate por la mitad, sacar la carne y cortarla en rodajas. Introducir con cuidado el aguacate en el zumo de limón para evitar que se oxide.
• Untar las rebanadas de pan tostado con la salsa de mayonesa y kétchup. Colocar encima las rodajas de aguacate, añadir 2 cucharadas de zanahoria en cada tosta, un poco de yema picada y sazonar.

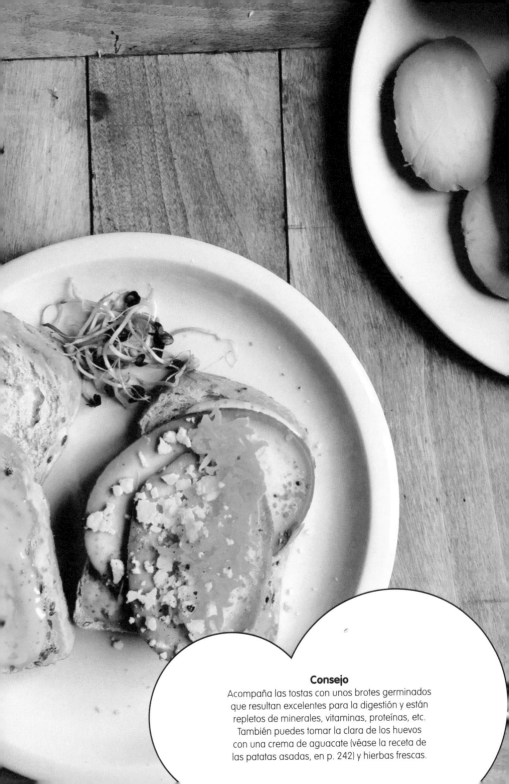

Consejo

Acompaña las tostas con unos brotes germinados que resultan excelentes para la digestión y están repletos de minerales, vitaminas, proteínas, etc. También puedes tomar la clara de los huevos con una crema de aguacate (véase la receta de las patatas asadas, en p. 242) y hierbas frescas.

Ensalada de pomelo, endivias y avellanas

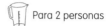 Para 2 personas
 Preparación: 20 minutos
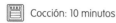 Cocción: 10 minutos

200 g de pasta tipo *orechiette*
1 pomelo
1 aguacate maduro
1 endivia pequeña blanca
1 endivia pequeña roja
El zumo de ½ limón
20 g de avellanas cortadas en trozos grandes
Aceite de oliva
Sal y pimienta

- Cocer la pasta según las indicaciones del paquete.
- Pelar el pomelo y sacar los gajos.
- Cortar el aguacate por la mitad, retirar el hueso y trocear la carne. Meterla en un bol con el zumo de limón.
- En un plato, colocar la pasta, las hojas de endivia cortadas por la mitad, el aguacate (y el zumo de limón), el pomelo y las avellanas. Rociar con un chorrito de aceite de oliva. Salpimentar.

Truco técnico
Para sacar los gajos de un cítrico, hay que empezar cortando con un cuchillo afilado las partes superior e inferior de la fruta (como si fuera un sombrero). Después, pelar incluyendo la membrana blanca que hay alrededor del cítrico. Por último, hacer una incisión en cada gajo siguiendo la línea que dibuja la membrana y sacar solamente los gajos.

¡Qué bueno es para el intestino!
Este plato forma parte de las 10 mejores recetas en términos de estimulación del ácido gástrico, gracias al pomelo, las endivias y el zumo de limón.

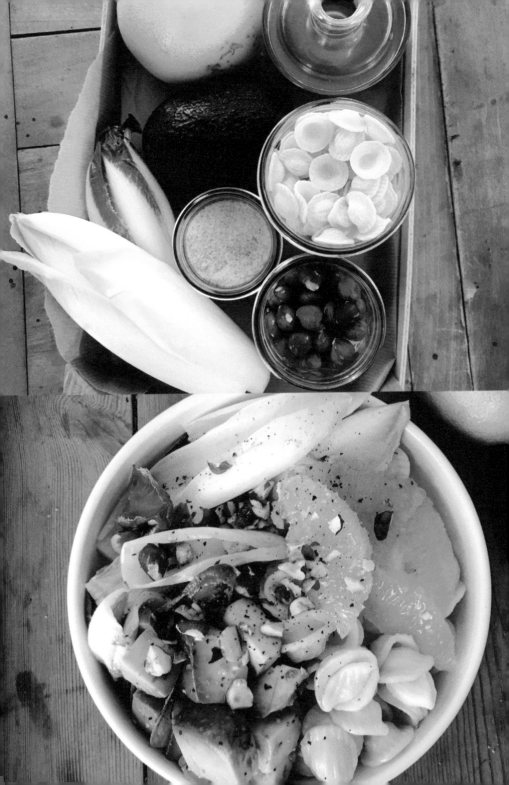

Ensalada de trigo, remolacha, rábano negro, hierbas y huevo frito

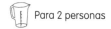 Para 2 personas

 Preparación: 25 minutos

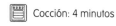 Cocción: 4 minutos

180 g de trigo
1 remolacha cruda pelada
½ rábano negro pequeño no muy fuerte, pelado
2 huevos
½ manojo de cebollino picado
El zumo de ½ naranja
50 ml de aceite de oliva
1 cucharada de vinagre de manzana
Sal y pimienta

• En una cacerola, cocer el trigo según las indicaciones del paquete.
• Rallar la remolacha con un rallador de agujeros gruesos
(ponte un guante para no mancharte las manos).
• Cortar el rábano en rodajas finas, con un pelapatatas o una mandolina.
• En un bol pequeño, mezclar el aceite de oliva, el vinagre de manzana,
el zumo de naranja y una pizca de sal y pimienta.
• En una ensaladera, mezclar el trigo cocido, la remolacha rallada,
el cebollino (reservar un poquito) y la vinagreta. Repartir la ensalada
en dos platos.
• Freír los huevos en una sartén caliente con un chorrito de aceite
de oliva. La clara debe estar hecha pero la yema cremosa.
• Colocar los huevos fritos en los platos junto a la ensalada. Añadir
al lado las rodajas de rábano negro y espolvorear el cilantro.

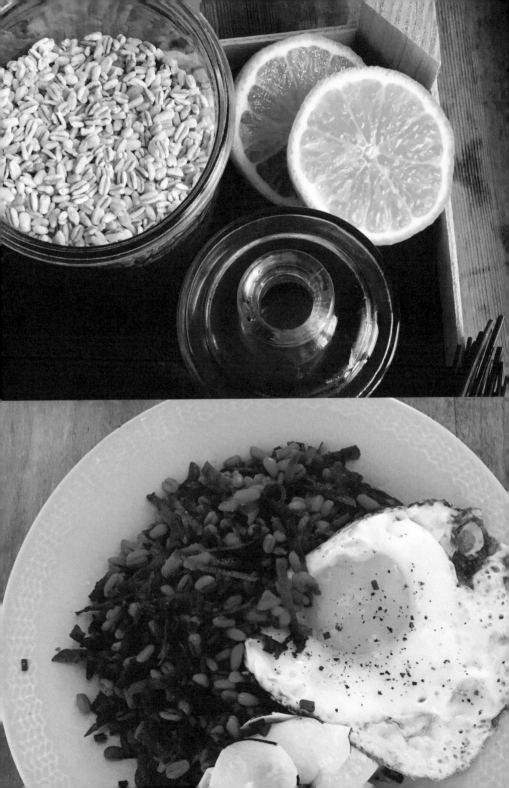

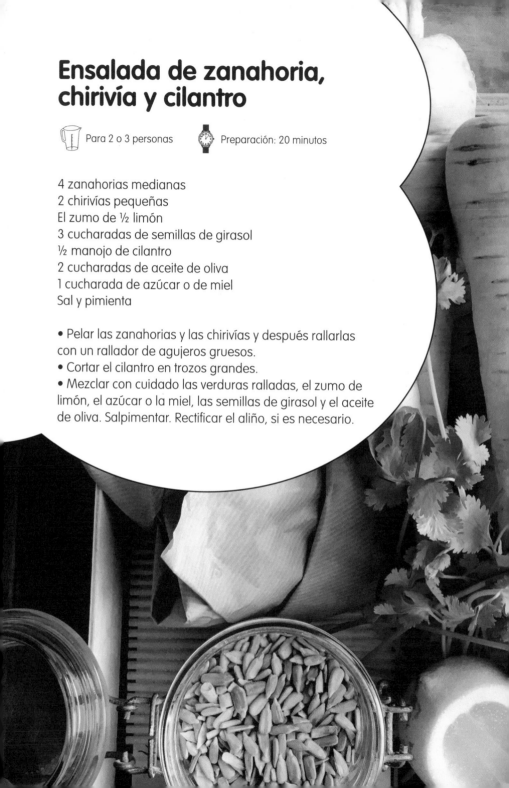

Ensalada de zanahoria, chirivía y cilantro

Para 2 o 3 personas   Preparación: 20 minutos

4 zanahorias medianas
2 chirivías pequeñas
El zumo de ½ limón
3 cucharadas de semillas de girasol
½ manojo de cilantro
2 cucharadas de aceite de oliva
1 cucharada de azúcar o de miel
Sal y pimienta

• Pelar las zanahorias y las chirivías y después rallarlas con un rallador de agujeros gruesos.
• Cortar el cilantro en trozos grandes.
• Mezclar con cuidado las verduras ralladas, el zumo de limón, el azúcar o la miel, las semillas de girasol y el aceite de oliva. Salpimentar. Rectificar el aliño, si es necesario.

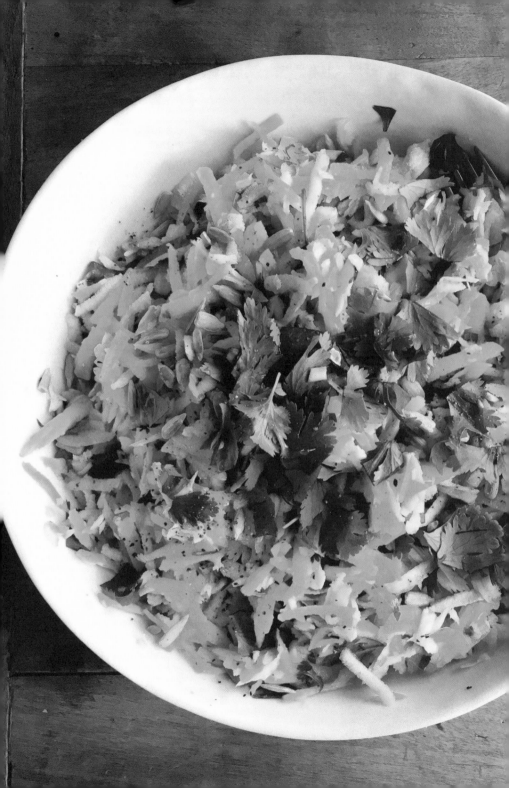

Ensalada de manzana, hinojo y espárragos a la vinagreta con mantequilla de cacahuete

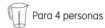 Para 4 personas   Preparación: 25 minutos

5 manzanas
2 hinojos pequeños
1 manojo de espárragos
½ manojo de cebollino picado
El zumo de 1 limón
Un puñadito de avellanas partidas
5 cucharadas de mantequilla de cacahuete cremosa
10 cucharadas de agua hirviendo
2 cucharadas de vinagre de manzana
3 cucharadas de aceite de oliva
Sal y pimienta

- Lavar las manzanas, los hinojos, los espárragos y el cebollino.
- Cortar los pies de los espárragos. Cocer los espárragos 2 minutos en agua hirviendo. Escurrir.
- Cortar las manzanas en rodajas. Retirar la parte dura de los hinojos y cortarlos en juliana.
- Mezclar las rodajas de manzana y el hinojo en una ensaladera con el zumo de limón. Si la preparación es muy ácida, añadir un poco de azúcar o de miel.
- Añadir el cebollino, sazonar.
- Con un cuchillo, cortar los espárragos en láminas alargadas y añadirlas a la ensalada junto con las avellanas.
- En un bol, mezclar la mantequilla de cacahuete y el agua caliente, remover y añadir el vinagre, una pizca de sal y pimienta y el aceite de oliva. Rectificar el aliño, si es necesario. La vinagreta debe quedar cremosa.
- Verter la vinagreta en la ensalada, mezclar y servir.

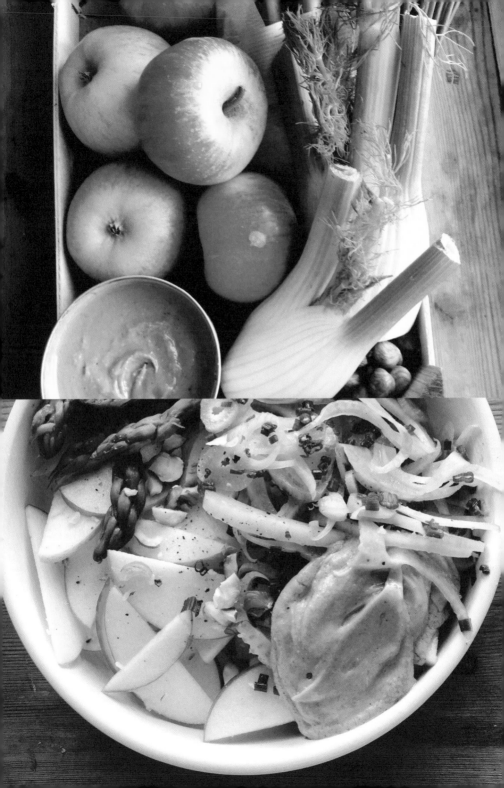

Cogollos rellenos de merlán, manzana y rábano

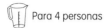 Para 4 personas   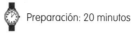 Preparación: 20 minutos

3 cogollos pequeños
1 manzana roja pequeña cortada en dados
8 rábanos cortados en rodajas finas
100 g de merlán ahumado
½ manojo de cebollino picado
El zumo de ½ limón
50 ml de aceite de sésamo
1½ cucharadas de salsa de soja
Sal y pimienta

• Introducir los dados de manzana en un bol con el zumo de limón para evitar que se oxiden. Cortar el pie de los cogollos, retirar las primeras hojas y lavarlas. Cortar el pescado en lonchas finas y, después, en daditos.
• En un bol pequeño, mezclar el aceite de sésamo y la salsa de soja. Verter la salsa en recipientes pequeños para servirla.
• Rellenar las hojas de los cogollos con daditos de manzana, rábanos, merlán y cebollino. Tomarlas mojándolas en la salsa.

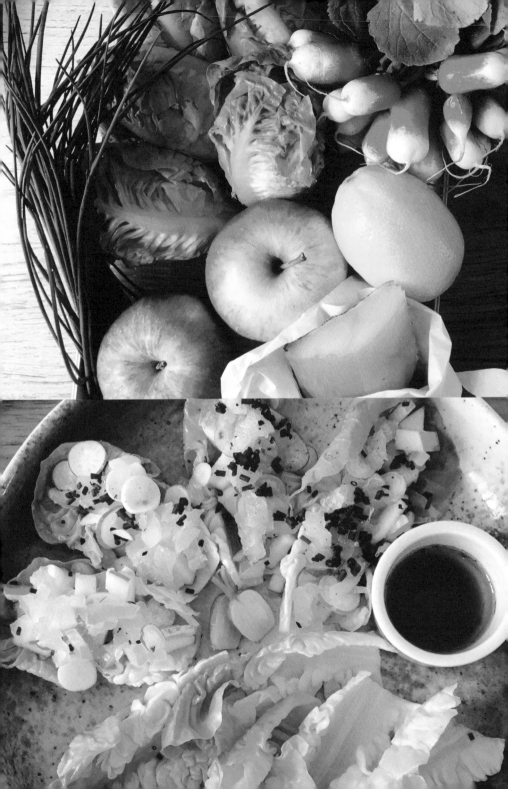

Ensalada de patatas, brócoli, huevo, pesto de cilantro y wasabi

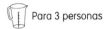 Para 3 personas   Preparación: 20 minutos   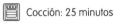 Cocción: 25 minutos

3 cogollos
½ brócoli
1 manojo de cilantro
20 aceitunas negras sin hueso
2 huevos
2 cucharaditas de alcaparras
De 1 a 1½ cucharaditas de pasta de wasabi (al gusto)
½ diente de ajo pequeño
10 patatas Roseval
150 ml de aceite de oliva
Sal y pimienta

• Cocer los huevos en una cacerola pequeña 10 minutos y dejar enfriar. Quitarles la cáscara y picarlos finamente.
• Retirar las primeras hojas de los cogollos y cortarlas por la mitad si son muy largas.
• Lavar las patatas y pelarlas con un pelapatatas dejando una tira de piel de forma alterna para crear un efecto gráfico. Cortarlas por la mitad y cocerlas de 20 a 25 minutos en agua hirviendo con sal. Escurrirlas.
• Separar los ramilletes del brócoli y cocerlos 2 minutos en agua hirviendo con sal. Escurrirlos.
• Batir el aceite de oliva, el cilantro, el wasabi, la sal, la pimienta y el ajo hasta obtener una preparación homogénea.
• Mezclar las patatas, los huevos picados y la mitad del pesto. Salpimentar y mezclar con cuidado para recubrir las patatas.
• Meter las patatas en una ensaladera. Añadir las hojas de cogollo, las aceitunas, las alcaparras y el brócoli. Mezclar en el momento de servir, rectificar el aliño si es necesario y servir con el pesto sobrante.

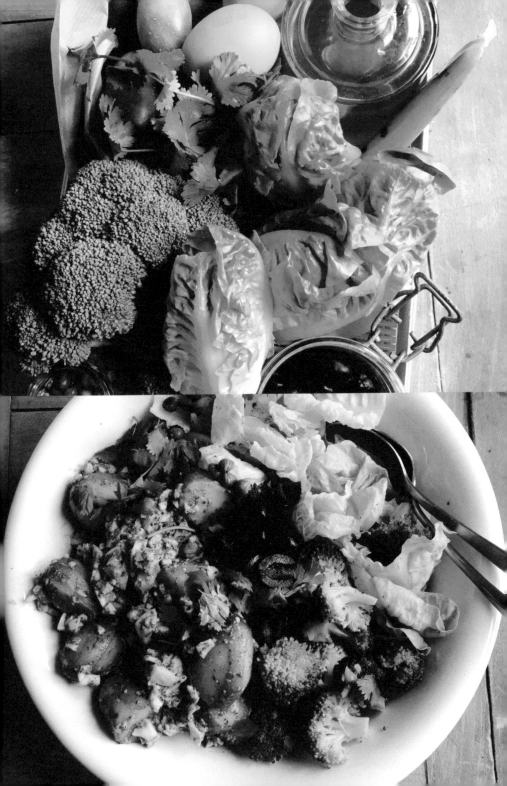

Ensalada de garbanzos, hinojo y zanahorias con vinagreta de miel y limón

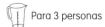 Para 3 personas

 Preparación: 20 minutos

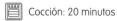 Cocción: 20 minutos

350 g de garbanzos en conserva
6 zanahorias pequeñas peladas y cortadas en bastoncitos
1 hinojo
3 cucharaditas de comino
1 cucharadita rasa de pimentón dulce
El zumo de 1 limón
¼ de manojo de cilantro
50 ml de aceite de oliva
1 cucharadita de miel
2 cucharadas de vinagre de manzana
1 cucharadita de mostaza
Sal y pimienta

• Rehogar ligeramente las zanahorias en una sartén con un poco de aceite de oliva, sal y pimienta.
• Aclarar los garbanzos y escurrirlos. Verter un chorrito de aceite de oliva en una sartén y añadir el comino, el pimentón, la sal y la pimienta. Saltear los garbanzos durante 10 minutos. Apartar la sartén del fuego.
• Cortar el hinojo por la mitad, quitar el corazón y trocear en láminas finas. Meterlas en un bol con 3 cucharadas de zumo de limón y remover para evitar que se oxiden.
• Para la vinagreta, mezclar la mostaza, el vinagre, una pizca de sal y pimienta, la miel, 2 cucharadas de zumo de limón y el aceite de oliva. Rectificar el aliño, si es necesario.
• Poner los garbanzos en una fuente con las zanahorias, el hinojo y el cilantro cortado en trozos grandes y mezclar en el último momento. Verter un chorrito de vinagreta en el momento de servir.

Sugerencia
Servir la ensalada con una pechuga de pollo a la plancha.

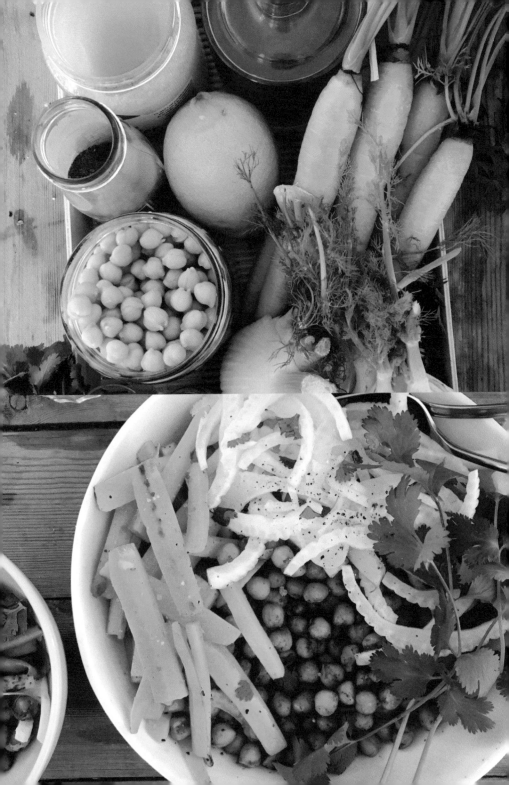

Tabulé de brócoli y coliflor, con almendras y especias y con salsa de manzana, jengibre, soja y ajo

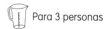 Para 3 personas   Preparación: 20 minutos

150 g de sémola
¼ de brócoli
¼ de coliflor
30 g de almendras enteras partidas en trozos grandes
1½ cucharadas de comino
½ cucharada de canela
½ manojo de menta fresca
2 cucharadas de aceite de oliva
El zumo de un ¼ de limón
80 ml de aceite de sésamo
1 manzana Granny Smith pelada y troceada
10 g de jengibre pelado y cortado en trocitos
70 ml de salsa de soja
1 diente de ajo pequeño troceado

• En una ensaladera, echar la sémola, el aceite de oliva y una pizca de sal. Cubrir de agua hirviendo, tapar y dejar reposar unos 5 minutos.
• Batir el brócoli y la coliflor para obtener unas pequeñas migas.
• Remover la sémola con un tenedor, añadir las almendras, las especias y un puñado de menta picada. Rociar con el zumo de limón, añadir el aceite de oliva y la sémola de verduras. Mezclar con cuidado con una cuchara de madera.
• Para la vinagreta, batir la manzana, el jengibre, la salsa de soja y el ajo.
• Verter un chorrito de vinagreta por la ensalada en el momento de servir.

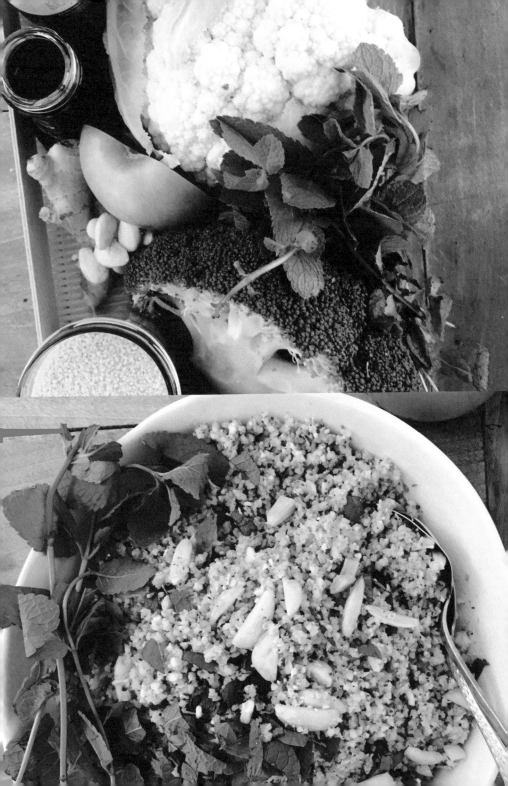

Ensalada de remolacha rallada, chirivía y ajo

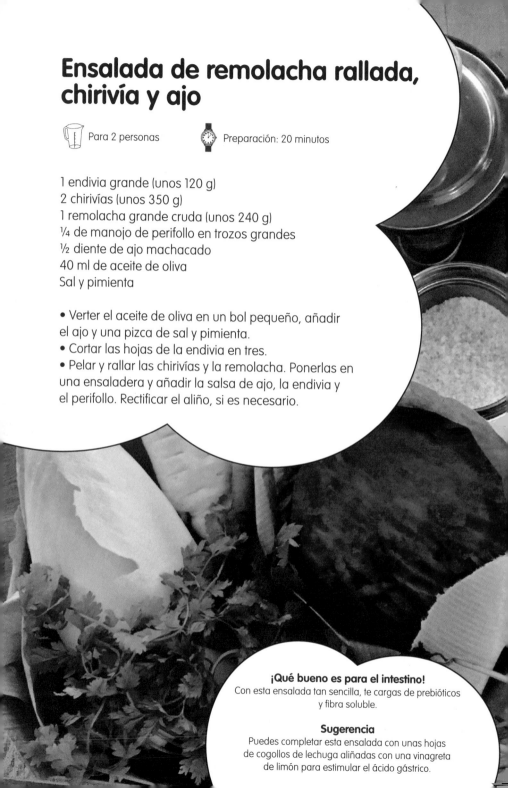

Para 2 personas

Preparación: 20 minutos

1 endivia grande (unos 120 g)
2 chirivías (unos 350 g)
1 remolacha grande cruda (unos 240 g)
¼ de manojo de perifollo en trozos grandes
½ diente de ajo machacado
40 ml de aceite de oliva
Sal y pimienta

• Verter el aceite de oliva en un bol pequeño, añadir el ajo y una pizca de sal y pimienta.
• Cortar las hojas de la endivia en tres.
• Pelar y rallar las chirivías y la remolacha. Ponerlas en una ensaladera y añadir la salsa de ajo, la endivia y el perifollo. Rectificar el aliño, si es necesario.

¡Qué bueno es para el intestino!
Con esta ensalada tan sencilla, te cargas de prebióticos y fibra soluble.

Sugerencia
Puedes completar esta ensalada con unas hojas de cogollos de lechuga aliñadas con una vinagreta de limón para estimular el ácido gástrico.

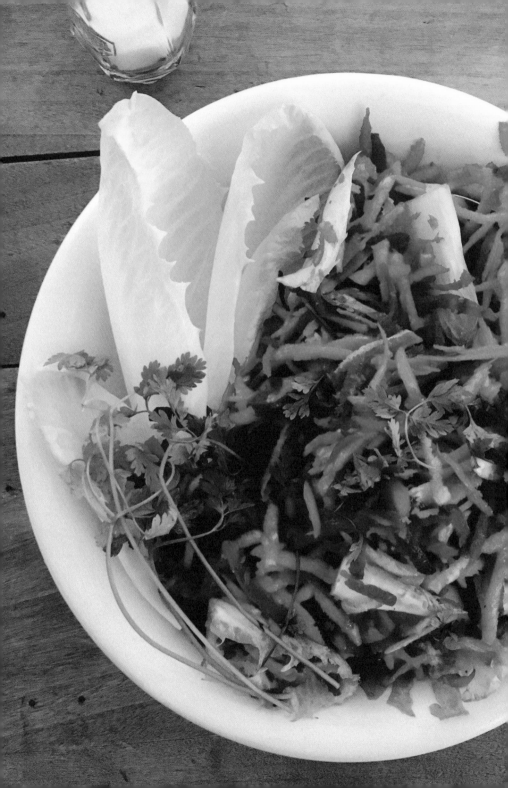

Puré de alcachofa, ajo y perejil

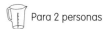 Para 2 personas

 Preparación:
20 minutos

 Cocción: 25 minutos

800 g de patatas (unas 3 o 4 patatas grandes)
200 g de corazones de alcachofa (congelados o en conserva)
2 dientes de ajo pequeños
2 ramitas de perejil picadas finamente
Aceite de oliva
Sal y pimienta

• Descongelar los corazones de alcachofa en el microondas (leer las indicaciones de la bolsa) o, si las alcachofas son en conserva, escurrir.
• Cortar en dados los corazones de alcachofa y reservar.
• Pelar las patatas y los dientes de ajo. Trocear.
• Meter los trozos en una cacerola grande con agua ligeramente salada y llevar a ebullición. Cocer unos 25 minutos hasta que las patatas estén tiernas.
• Reservar un poco del agua de la cocción. Poner las patatas y el ajo en una ensaladera y aplastarlos con el tenedor o con un pasapurés. Sazonar y añadir un chorrito de aceite de oliva. Si el puré está demasiado compacto, agregar un poco del agua de la cocción.
• Añadir los dados de alcachofa y rectificar el aliño, si es necesario.
• Servir el puré en boles grandes y espolvorear con el perejil.

Sugerencia
Para acompañar este puré, te propongo una ensalada de endivia blanca o roja aliñada con una vinagreta de limón. Es un plato magnífico por su aporte de probióticos y porque estimula el ácido gástrico (debido, sobre todo, a su sabor amargo.

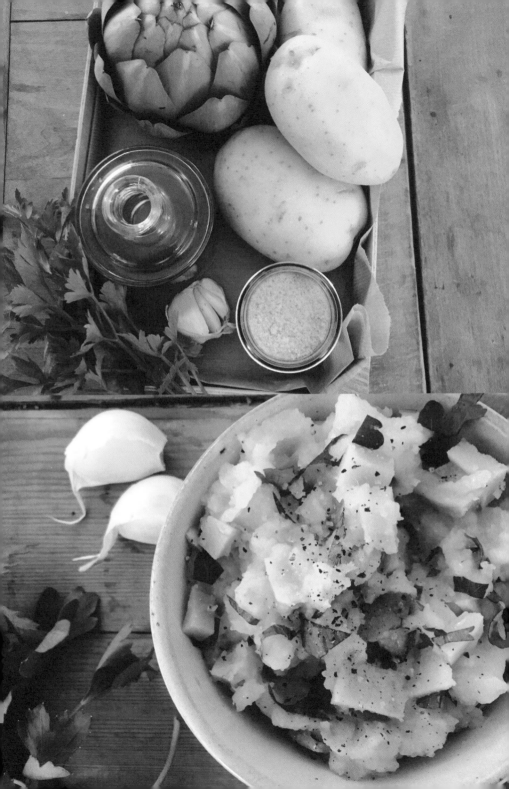

Puré de brócoli con salsa de soja

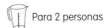 Para 2 personas

 Preparación: 20 minutos

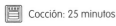 Cocción: 25 minutos

750 g de patatas (3 patatas grandes)
200 g de brócoli (una cabeza pequeña de brócoli)
2 cucharadas de salsa de soja
Sal y pimienta
Aceite de oliva
10 ramitas de perifollo fresco

- Pelar las patatas y cortarlas en trozos grandes.
- Meterlas en una cacerola grande con agua ligeramente salada y llevar a ebullición. Cocer unos 20 minutos, añadir los ramilletes de brócoli y continuar la cocción unos 5 minutos más hasta que las patatas estén tiernas.
- Reservar un poco del agua de la cocción y unos ramilletes de brócoli.
- Aplastar las patatas con un tenedor o con un pasapurés.
- Mezclar el brócoli con un ¼ de las patatas y después añadir las patatas restantes con un batidor.
- Sazonar, añadir un chorrito de aceite de oliva y la salsa de soja. Si el puré está demasiado compacto, agregar un poco del agua de la cocción.
- Servir el puré en cuencos grandes, disponer por encima los ramilletes de brócoli restantes y el perifollo.

¡Fibra y agua!
El brócoli es uno de los alimentos repletos de agua.
¡Puedes tomar cuanto quieras!

Sugerencia de guarnición
Si quieres una comida completa y sencilla, puedes
servir el puré junto a un huevo frito.

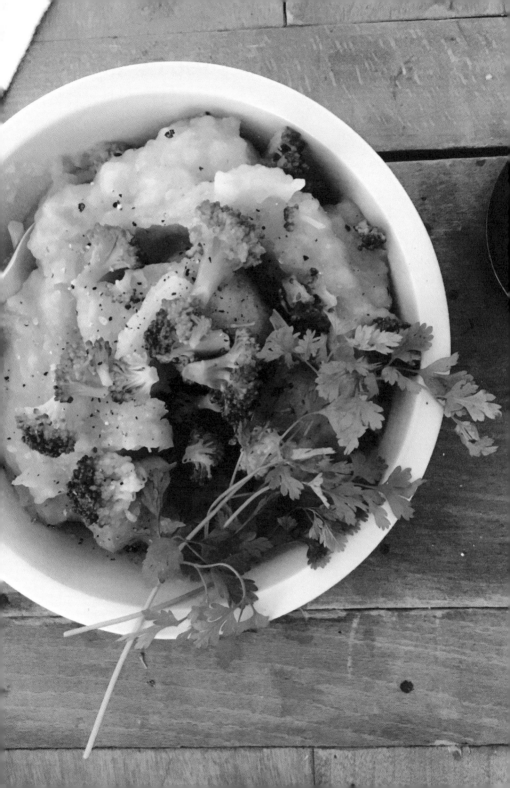

Puré de remolacha y cebollino

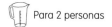 Para 2 personas

 Preparación:
20 minutos

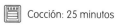 Cocción: 25 minutos

850 g de patatas (unas 4 patatas grandes)
180 g de remolacha cocida sin piel
Aceite de oliva
Sal y pimienta
2 cucharadas de cebollino picado finamente

• Pelar las patatas y cortarlas en trozos grandes.
• Meterlas en una cacerola grande con agua ligeramente salada y llevar a ebullición. Cocer unos 25 minutos hasta que estén tiernas.
• Reservar un poco del agua de la cocción. Poner las patatas en una ensaladera y aplastarlas con un tenedor o con un pasapurés.
• Mezclar la remolacha con un ¼ de las patatas y, después, añadir el resto de las patatas. Sazonar y añadir un chorrito de aceite de oliva. Si el puré está demasiado compacto, agregar un poco del agua de la cocción.
• Espolvorear con el cebollino.

¡Qué bueno es para el intestino!
La remolacha y el cebollino son alimentos prebióticos, ¡una combinación saludable y colorida!

Sugerencia de guarnición
Puedes tomar este puré con una ensalada de lechuga bien crujiente y una vinagreta de ajo, miel y mostaza.

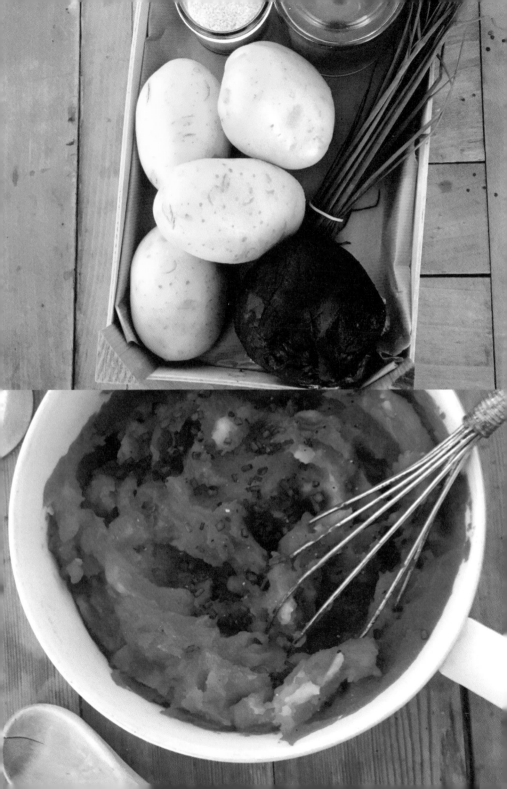

Puré de espárragos y avellanas

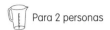 Para 2 personas

 Preparación: 20 minutos

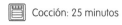 Cocción: 25 minutos

800 g de patatas (3 o 4 patatas grandes)
250 g de espárragos verdes pelados (preferentemente frescos o en bote)
10 avellanas partidas en trozos grandes
Aceite de oliva
Sal y pimienta

• Pelar las patatas y cortarlas en trozos grandes.
• Meterlas en una cacerola grande con agua ligeramente salada y llevar a ebullición. Cocer unos 20 minutos, incorporar los espárragos y continuar la cocción 5 minutos más hasta que las patatas estén tiernas.
• Reservar un poco del agua de la cocción y algunas puntas de los espárragos.
• Aplastar las patatas con un tenedor o con un pasapurés.
• Mezclar los espárragos con un ¼ de las patatas y, después, añadir el resto de las patatas.
• Sazonar y añadir un chorrito de aceite de oliva. Si el puré está demasiado compacto, agregar un poco del agua de la cocción.
• Servir el puré en boles grandes, colocar por encima las puntas de los espárragos restantes y algunas avellanas.

Un gran equipo
Las patatas te cargan de fibra soluble,
y los espárragos tienen un alto contenido
en probióticos. ¡Una combinación explosiva!

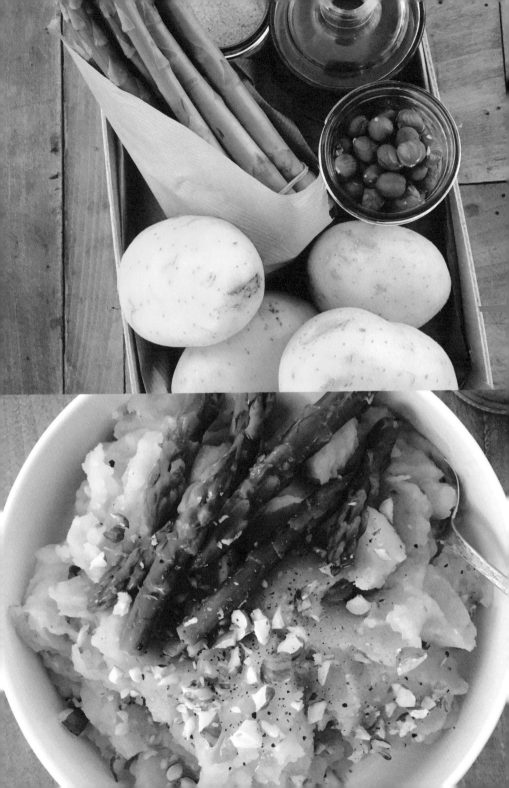

Puré de chirivía y calabaza

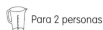 Para 2 personas   Preparación: 20 minutos   Cocción: 25 minutos

400 g de patatas (unas 2 patatas grandes)
400 g de calabaza
250 g de chirivía (1 chirivía grande)
1 diente de ajo
Aceite de oliva
Sal y pimienta
10 ramitas de perifollo

• Pelar las patatas, el ajo, la chirivía y la calabaza. Cortar en trozos grandes.
• Meter toda la verdura en una cacerola con agua ligeramente salada y llevar a ebullición. Cocer unos 25 minutos hasta que esté tierna.
• Reservar un poco del agua de la cocción.
• Aplastar la verdura con un tenedor o con un pasapurés.
• Sazonar y añadir un chorrito de aceite de oliva. Si el puré está demasiado compacto, agregar un poco del agua de la cocción.
• Servir el puré en boles grandes y poner por encima el perifollo.

¡Qué bueno es para el intestino!
Cárgate de fibra soluble con las patatas y la calabaza, y de prebióticos gracias a la chirivía.

Sugerencia
¡Si quieres una comida completa, puedes acompañar el puré de «superalbóndigas»! Unas albóndigas caseras hechas con carne blanca (más digestiva que la carne roja), ajo (prebiótico y antiséptico contra las bacterias intestinales patógenas) y menta o perejil (hierbas medicinales excelentes para la digestión).

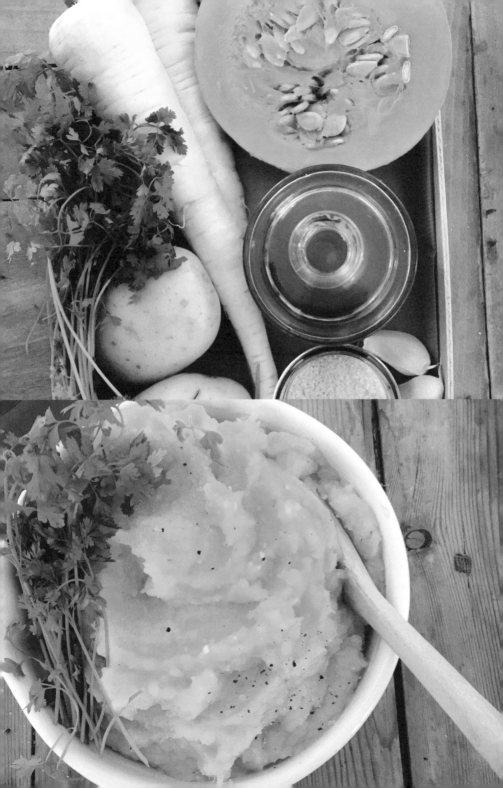

Puré de tupinambos con tomillo

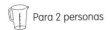 Para 2 personas

 Preparación:
20 minutos

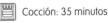 Cocción: 35 minutos

850 g de patatas (unas 4 patatas grandes)
250 g de tupinambos pelados (unos 5 tupinambos)
1 cebolla pelada y cortada en juliana
2 ramitas de tomillo
Aceite de oliva
Sal y pimienta

• Sofreír la cebolla en una sartén a fuego suave con un chorrito
de aceite de oliva. Pasados 10 minutos, subir a fuego medio para
que se dore un poco. Reservar para el momento de servir.
• Pelar las patatas y los tupinambos. Cortarlos en trozos grandes.
• Meter la verdura y el tomillo en una cacerola con agua
ligeramente salada y llevar a ebullición. Cocer unos
25 minutos hasta que la verdura esté tierna.
• Poner las patatas y los tupinambos en una ensaladera
y aplastarlos con el tenedor o con un pasapurés. Sazonar y
añadir un chorrito de aceite de oliva. Si el puré está demasiado
compacto, agregar un poco del agua de la cocción.
• Servir el puré en boles grandes y espolvorear
con la cebolla caramelizada.

Variante
Para esta receta también puedes usar salsifis, otra verdura
probiótica. No olvides incluir el tomillo, que posee propiedades
antisépticas y tonificantes para las vías digestivas.

Sugerencia
Si quieres una comida completa, este puré puede servir
de guarnición a un pollo asado: ¡éxito garantizado!

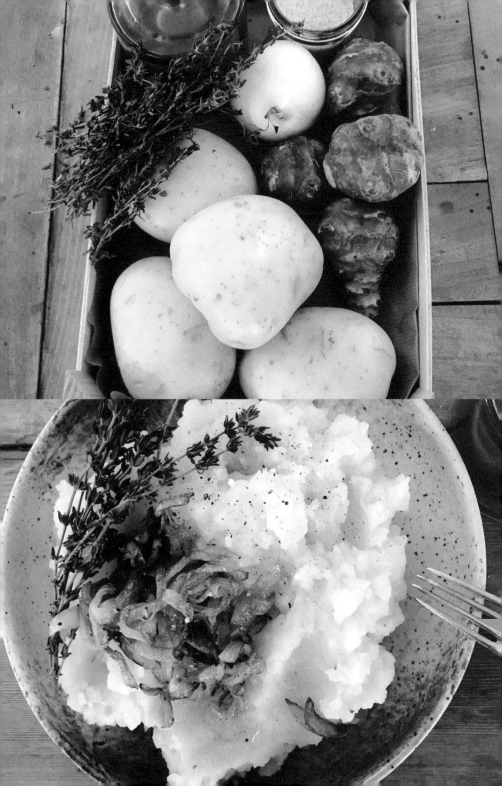

Fondue de calabacín con curri y coco

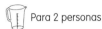 Para 2 personas

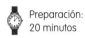 Preparación: 20 minutos

 Cocción: 1 hora

2 calabacines cortados en rodajas finas
150 g de arroz rojo o multicolor
70 ml de nata de coco
130 ml de agua
1 - 1½ cucharaditas de curri (al gusto)
¼ de manojo de cilantro cortado en trozos grandes
Aceite de oliva
Sal y pimienta

- Cocer el arroz según las indicaciones del paquete. Escurrir.
- En una sartén alta, poner los calabacines junto al curri, el agua y una pizca de sal y pimienta. Cocer tapado unos 25 minutos.
- Cuando los calabacines estén tiernos, añadir la nata de coco y bajar el fuego. Dejarlo un tiempo para que todo esté bien caliente. Rectificar el aliño, si es necesario.
- Verter el arroz en un plato y echar por encima la fondue de calabacín. Espolvorear con el cilantro.

¡Campeones de la fibra!
Los calabacines aportan una buena ración de fibra soluble.

Sugerencia de degustación
Puedes tomarlo con langostinos o gambas: ¡una combinación deliciosa, además de un valioso aporte de omega 3!

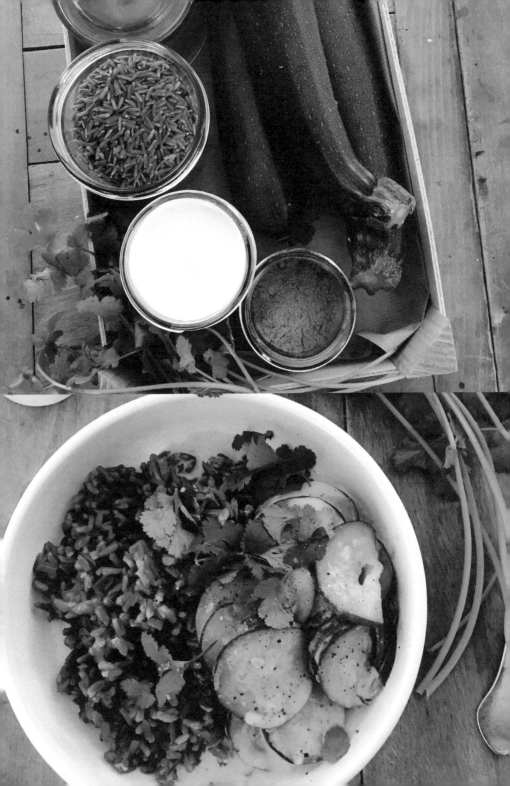

Ensalada de quinoa con alcachofas, limón y rabanitos

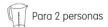 Para 2 personas

 Preparación: 15 minutos

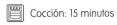 Cocción: 15 minutos

170 g de quinoa multicolor
3 hojas de lechuga cortadas en trozos
150 g de alcachofas marinadas en conserva
12 rabanitos (unos 100 g) cortados en rodajas
2 limones pequeños
Aceite de oliva
Sal y pimienta

- Cocer la quinoa según las indicaciones del paquete.
- Con un cuchillo pequeño y afilado, extraer los gajos de ambos limones (veáse la técnica p. 194). Exprimir lo que queda del «esqueleto» de los limones para obtener un poco de zumo.
- En un bol grande, mezclar la quinoa, el zumo de los limones y un chorrito de aceite de oliva. Sazonar y mezclar bien. Añadir las alcachofas, los rabanitos, los gajos de limón y la lechuga.

¡Qué bueno es para el intestino!
Las hojas de lechuga y los rabanitos son verduras repletas de agua. Además, los limones estimulan la producción de ácido gástrico.

Sugerencia
Para convertir esta ensalada en un plato completo, puedes añadir carne de cangrejo (en lata). Así también te cargarás de yodo, un elemento que favorece el tránsito intestinal.

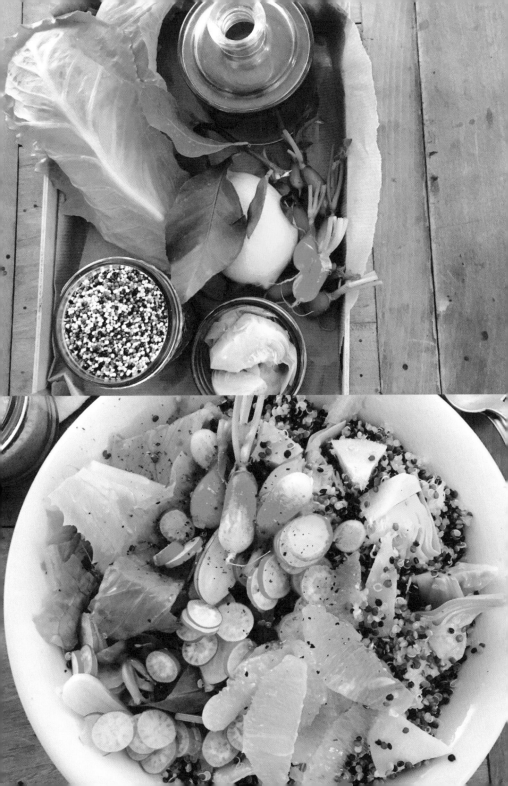

Puerro con arroz salvaje y habas

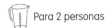 Para 2 personas

 Preparación:
20 minutos

 Cocción: 1 hora

1 puerro grande (de unos 150 g) cortado en rodajas
120 g de habas frescas o congeladas
140 g de arroz salvaje
70 g de tomates secos y cortados en trocitos
1 limón
5 ramitas de cilantro
Sal y pimienta
Aceite de oliva

• Cocer el arroz salvaje según las indicaciones del paquete.
Escurrir y reservar.
• Cocer las habas en una cacerola con agua y un poco de sal.
Escurrir y reservar.
• En una sartén con un chorrito de aceite de oliva, rehogar el puerro
a fuego suave. Remover a menudo hasta que esté tierno.
• Mezclar con cuidado todos los ingredientes en un bol.
Añadir el zumo de ½ limón, un chorrito de aceite de oliva y
una pizca de sal y pimienta. Espolvorear con el cilantro fresco
y servir con la otra mitad del limón, cortada en rodajas.

¡Qué bueno es para el intestino!
El arroz salvaje es muy rico en zinc, un elemento
básico para la actividad digestiva.

Sugerencia
¡Un filete de bacalao convertirá esta guarnición
en un plato sencillo pero exquisito!

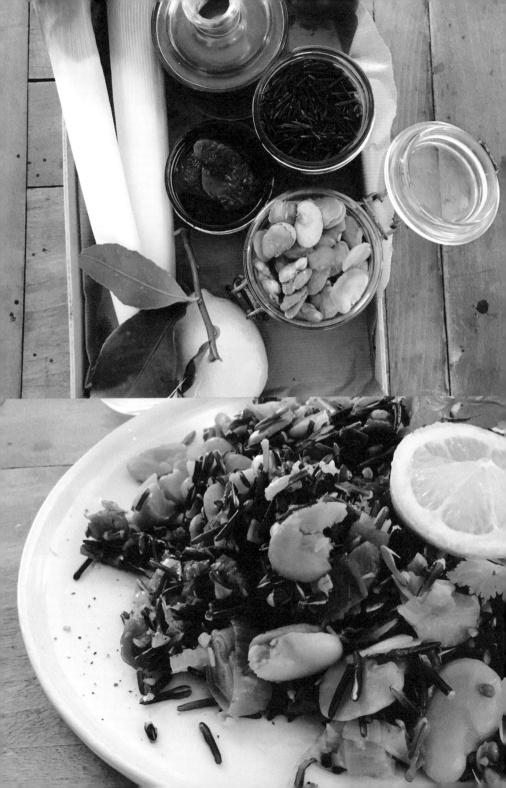

Dal de puerro y tomates con especias

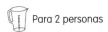 Para 2 personas

 Preparación: 20 minutos

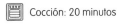 Cocción: 20 minutos

1 puerro grande (unos 150 g) cortado en rodajas
120 g de lentejas rojas
3 tomates maduros (unos 200 g)
2 dientes de ajo picados finamente
2 cucharaditas de canela
2 cucharadas de comino
Aceite de oliva
Sal y pimienta
4 ramitas de cilantro cortadas en trozos grandes
2 rodajas de limón (opcional)

• Cocer las lentejas rojas según las indicaciones del paquete en agua ligeramente salada. Escurrir y reservar.
• Pelar los tomates y cortarlos en trozos grandes.
• Rehogar el puerro en una sartén grande con un chorrito de aceite de oliva. Añadir el ajo, las especias y una pizca de sal y pimienta, así como los tomates. Cocer a fuego suave durante 15 minutos.
• Añadir las lentejas rojas a las verduras en el último momento y cocer un poco más. Rectificar el aliño, si es necesario.
• Servir el dal con unas rodajas de limón y el cilantro.

Truco técnico: pelar los tomates
Haz una incisión con forma de cruz en la base de los tomates. Luego métalos en una cacerola con agua hirviendo de 20 a 30 segundos (hasta que la piel empiece a agrietarse). Entonces podrás pelarlos fácilmente.

¡Qué bueno es para el intestino!
El puerro es uno de los protagonistas de los alimentos prebióticos. El cilantro es un tonificante digestivo. ¡En cuanto a la canela y al comino, son especias famosas por sus propiedades digestivas!

Sugerencia
Si quieres una comida completa, puedes acompañar este dal con un filete de pescado cocinado en el horno en papillote, al vapor o guisado.

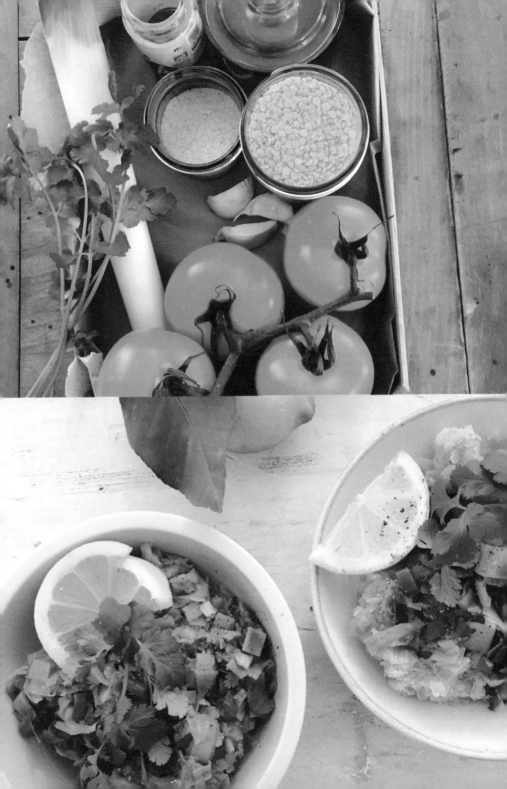

Patatas con salmón, chirivía asada y eneldo

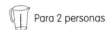 Para 2 personas

 Preparación: 25 minutos

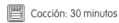 Cocción: 30 minutos

450 g de patatas pequeñas Ratte
2 lomos de salmón
250 g de chirivía pelada y cortada en rodajas (1 chirivía grande)
½ limón
4 ramitas de eneldo
Aceite de oliva
Sal y pimienta

• Poner a cocer las patatas en una cacerola grande con agua
y un poco de sal. Cocer unos 20 minutos, escurrir y quitar la piel.
• Precalentar el horno a 200 °C.
• Rehogar la chirivía en una sartén grande con un chorrito de aceite
de oliva, sal y pimienta. Cuando la chirivía tenga un bonito color dorado,
añadir 40 ml de agua para que el interior se ponga bien tierno.
• Verter un chorrito de aceite de oliva en una bandeja de horno
y colocar encima el salmón. Sazonar. Hornear unos 10 minutos.
Reservar y mantener caliente.
• Repartir las patatas y las rodajas de chirivía en los platos.
Añadir el lomo de salmón y espolvorear con el eneldo. Rociar
el salmón con zumo de limón.

¡Qué bueno es para el intestino!
Para mimar las bacterias intestinales beneficiosas,
cárgate de prebióticos gracias a las virtudes de la chirivía
y del eneldo, que alivian los trastornos gástricos.

Variante
Puedes realizar una versión de este plato con
alcachofas, otra verdura prebiótica.

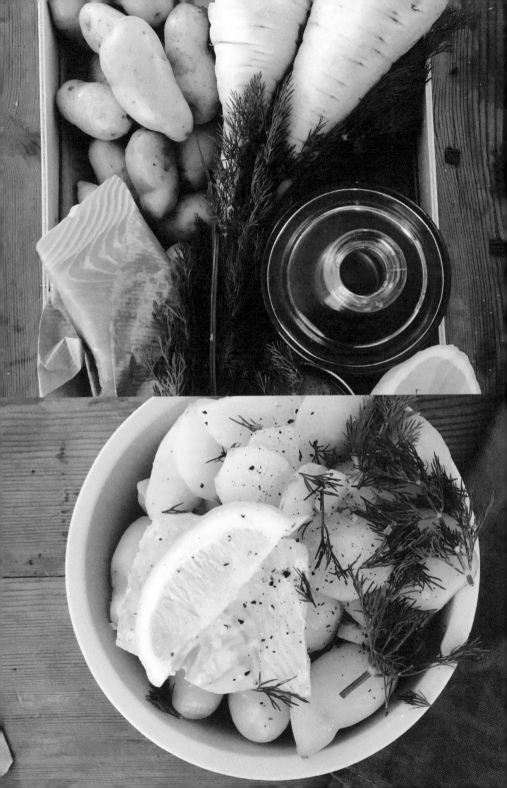

Coliflor gratinada con comino y nata de coco

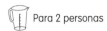 Para 2 personas

 Preparación: 20 minutos

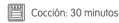 Cocción: 30 minutos

400 g de coliflor en ramilletes grandes
80 g de macarrones
3 estrellas de anís
½ cucharada de semillas de comino
250 ml de caldo de pollo o de verduras
80 ml de nata de coco
20 g de jengibre cortado en rodajas
Sal y pimienta
½ manojo pequeño de perejil picado
Nuez moscada rallada

• Precalentar el horno a 200 °C. En una cacerola, cocer los ramilletes de coliflor en agua salada de 6 a 8 minutos. Escurrirlos y guardar el agua de la cocción. Reservar.
• Cocer la pasta al dente en el agua de cocción de la coliflor (se cocerá enseguida), escurrir y reservar.
• Colocar los macarrones en una fuente pequeña de horno y espolvorear con las semillas de comino, las estrellas de anís y las rodajas de jengibre. Añadir una pizca de sal y pimienta y, después, distribuir la coliflor.
• Para terminar, mezclar el caldo con la nata de coco y rociar la fuente con ella. Tapar con papel de aluminio para que la coliflor no se queme. Hornear unos 30 minutos a 200 °C. Retirar el papel de aluminio los últimos 10 minutos para obtener un bonito color dorado.
• Espolvorear con perejil y nuez moscada.

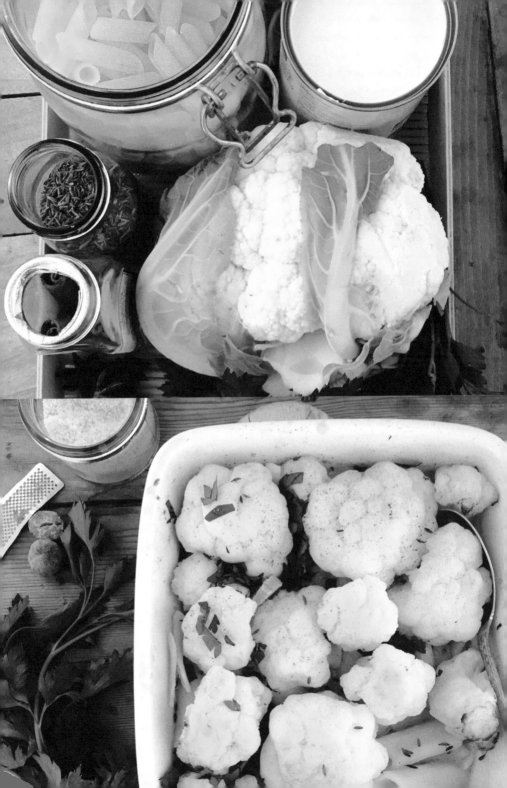

Chirivía gratinada con batata y remolacha

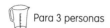 Para 3 personas

 Preparación:
25 minutos

 Cocción: 1 hora
y 20 minutos

300 g de remolacha
350 g de chirivía
300 g de batata
160 ml de caldo de pollo o de verduras
2 dientes de ajo pequeños enteros
1 cucharada de semillas de alcaravea
2 ramitas pequeñas de romero
Sal y pimienta
Unas ramitas de perejil picadas

- Precalentar el horno. Pelar las batatas, las remolachas y las chirivías. Cortarlas finamente con una mandolina. En una fuente de horno, disponer de forma alterna capas de verduras y capas de semillas de alcaravea, ajo y romero. Salpimentar. Terminar con unas rodajas de remolacha y verter por encima el caldo caliente.
- Tapar con papel de aluminio para evitar que el plato se reseque y hornear durante 1 hora y 15 minutos. Comprobar que el líquido se ha absorbido correctamente. Si no es así, prolongar la cocción 10 minutos más y extraer un poco de caldo, si es necesario. La verdura gratinada debe estar uniforme y esponjosa.
- Retirar la primera capa de rodajas de remolacha que se hayan resecado.
- Decorar el plato con unas ramitas de perejil y sazonar.

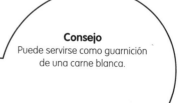

Consejo
Puede servirse como guarnición
de una carne blanca.

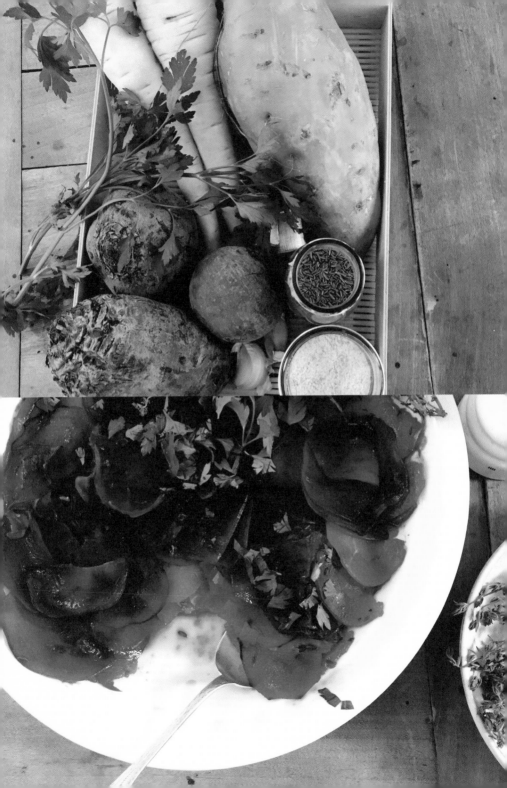

Pollo guisado (sopa)

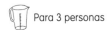 Para 3 personas   Preparación:
20 minutos   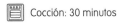 Cocción: 30 minutos

½ pollo cortado en trozos
3 zanahorias peladas y cortadas en bastoncitos
1 diente de ajo pequeño
1 racimo de tomates cherry
1 litro de caldo de verduras
7 cebollitas francesas
1 puerro cortado en rodajas
Un puñadito de guisantes
3 hojas de laurel
2 ramitas de romero
2 ramitas de perejil picado
Sal y pimienta

• Llevar el caldo a ebullición en una cacerola grande, añadir las cebollitas, las zanahorias, las hojas de laurel, el romero, el puerro y el ajo. Salpimentar. Cocer a fuego suave durante 20 minutos y, después, añadir los tomates, los trozos de pollo y los guisantes.
• Cocinar a fuego lento de 5 a 10 minutos más. Rectificar el aliño, si es necesario. Servir en boles y espolvorear con el perejil.

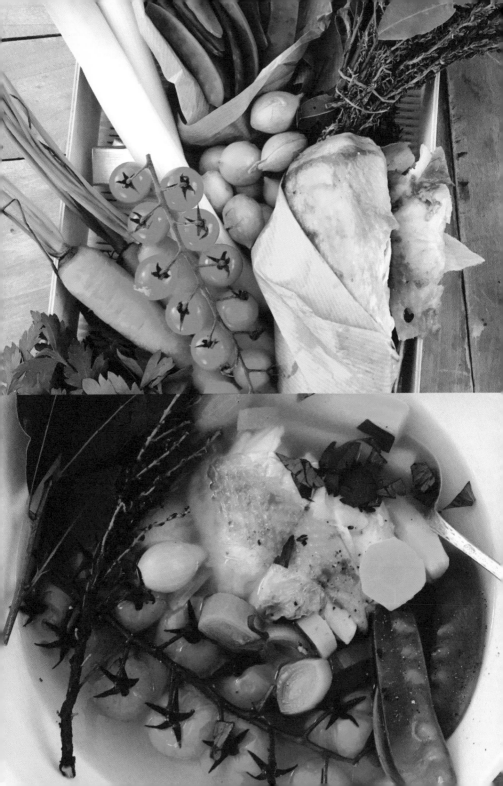

Berenjenas asadas con sémola de trigo

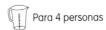 Para 4 personas

 Preparación: 25 minutos

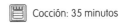 Cocción: 35 minutos

2 berenjenas
150 g de sémola de trigo
300 ml de agua hirviendo
200 ml de suero de mantequilla
1 cucharada de extracto de vainilla
La cáscara de un 1 limón ecológico sin tratar
½ ajo machacado o picado finamente
2 cucharadas de miel
1½ cucharaditas de canela en polvo
2 cucharaditas de semillas de comino (o en polvo)
1 cucharadita de semillas de hinojo
Unas 20 hojas grandes de menta fresca
Aceite de oliva
Sal y pimienta

- Lavar las berenjenas y cortarlas por la mitad en sentido longitudinal. En una bandeja de horno cubierta con papel sulfurizado, colocarlas con el lado de la piel hacia abajo.
- Hacer incisiones en la carne con un cuchillo y untarlas con 2 cucharadas de aceite de oliva. Salpimentar. Hornear a 200°C durante 30 minutos.
- Mientras las berenjenas están en el horno, poner la sémola en un bol grande. Añadir el agua hirviendo, 2 cucharadas de aceite de oliva y sal. Tapar con un plato y dejar en reposo de 5 a 10 minutos.
- Remover la sémola, añadir la menta picada, las semillas de comino y de hinojo, la canela, sal y pimienta. Mezclar con cuidado.
- En un vaso grande, mezclar el suero de mantequilla, el ajo, la cáscara de limón, el extracto de vainilla, sal y pimienta. Rectificar el aliño, si es necesario.
- Verter la sémola encima de las berenjenas formando montañitas, añadir la salsa de suero de mantequilla, un chorito de miel y servir.

Consejo
Tómalo mejor en el almuerzo, con una carne blanca o un pescado.

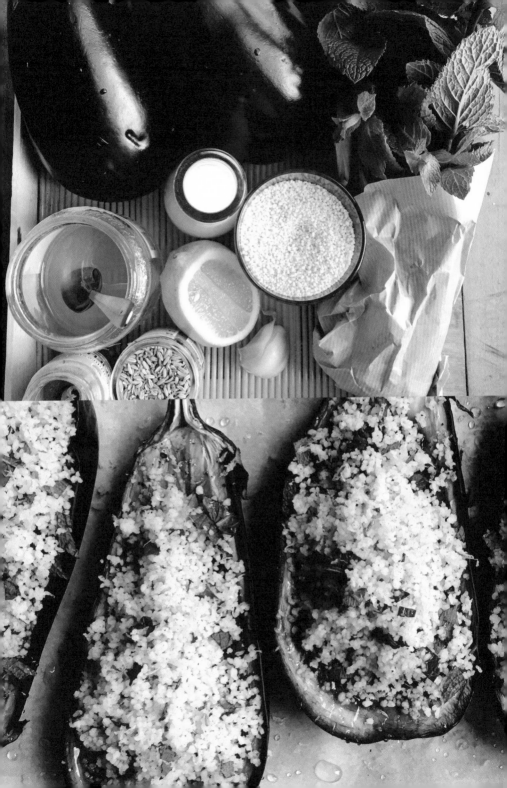

Patatas asadas con crema de aguacate, caballa ahumada y vinagreta balsámica de sésamo

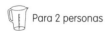 Para 2 personas   Preparación: 10 minutos   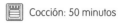 Cocción: 50 minutos

2 patatas
2 filetes pequeños de caballa ahumada
1 cucharada de aceite de oliva
1 aguacate
2 cucharadas de zumo de limón
1 cucharadita rasa de comino
6 u 8 rabanitos cortados en rodajas finas o en dados
¼ de manojo de cilantro
1 cucharadita de cebolla picada
Sal y pimienta
Vinagreta de sésamo
4 cucharadas de aceite de sésamo
De 1½ a 2 cucharadas de vinagre balsámico
Sal y pimienta

• Precalentar el horno a 200 °C. Untar las patatas con aceite de oliva y salarlas por todas partes. Con una cucharilla, hacer un corte con forma de sombrero a lo largo de la patata y ahondar un poco. Envolver cada patata en papel de aluminio y hornear 30 minutos a 200 °C. Abrir el papel de aluminio para obtener un bonito color dorado y continuar la cocción de 20 a 25 minutos más.
• Cortar el aguacate por la mitad y retirar el hueso. Meter la carne en un cuenco con el zumo de limón, la cebolla, el comino, sal y pimienta. Aplastar bien con un tenedor.
• En un bol pequeño, verter el aceite de sésamo, una pizca de sal y pimienta y el vinagre balsámico. Remover bien.
• Colocar las patatas cocidas y templadas en una fuente grande, rellenarlas con la crema de aguacate y los rabanitos, espolvorear el cilantro y disponer al lado los filetes de caballa. Rociar los filetes con la vinagreta en el momento de servir.

Sugerencia
Servir con una ensalada de lechuga o unos espárragos.

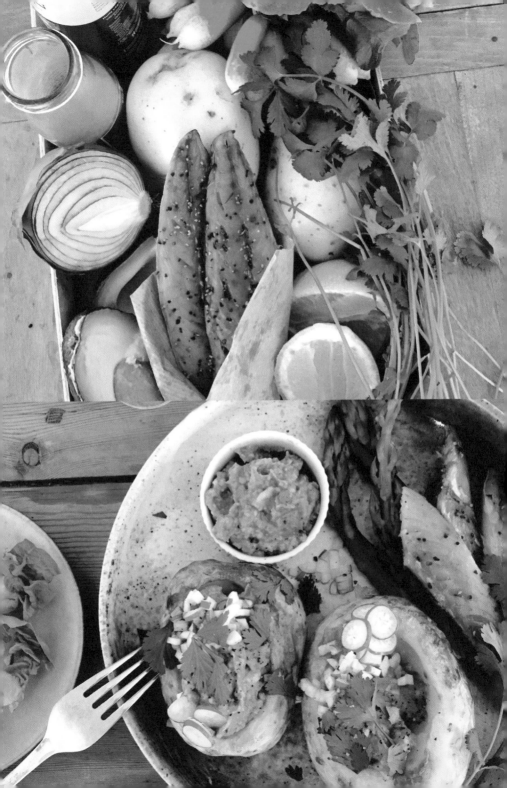

Pimientos rellenos de arroz salvaje y champiñones

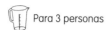 Para 3 personas

 Preparación: 20 minutos

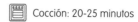 Cocción: 20-25 minutos

150 g de arroz multicolor
3 pimientos rojos
½ cebolla roja
8 champiñones grandes
½ cucharadita de semillas de cilantro (o en polvo)
1 cucharadita de semillas de comino (o en polvo)
1½ cucharaditas de canela
2 dientes de ajo pequeños
10 almendras enteras machacadas
Aceite de oliva
Sal y pimienta
3 ramitas de cilantro

• Lavar los pimientos. Quitar la parte superior de cada uno y retirar las pepitas.
• Cocer el arroz según las indicaciones del paquete. Reservar.
• Precalentar el horno a 180 °C. Cortar los champiñones en cuatro o en ocho trozos. Picar la cebolla en daditos, y el ajo, en rodajas finas. Sofreír todo en una sartén con un chorrito de aceite de oliva.
• Añadir las especias y las almendras. Sazonar.
Rehogar unos 5 minutos a fuego medio.
• Añadir el arroz a la sartén y mezclar con cuidado. Rellenar los pimientos con la ayuda de una cuchara. Colocar la parte superior de los pimientos y hornear durante 25 minutos a 180 °C.
• Al sacarlos del horno, añadir en cada pimiento un poco de cilantro.

Sugerencia
Si quieres una comida completa, acompaña este plato con un huevo frito o pasado por agua.

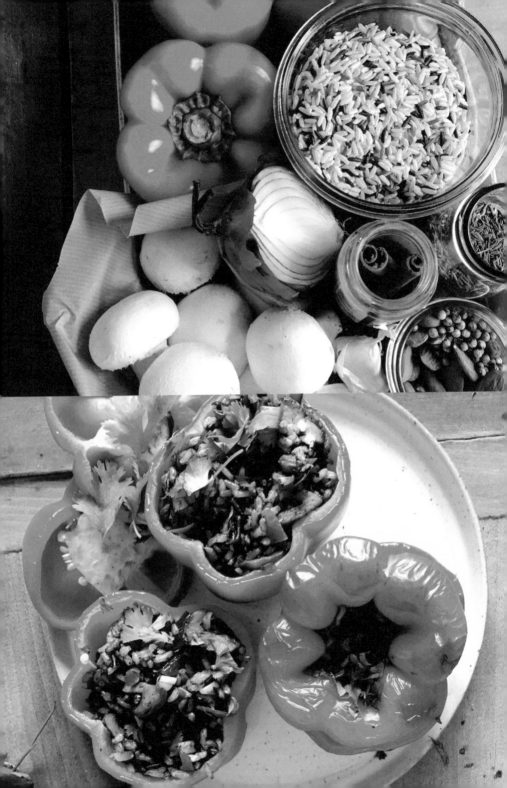

Chirivía salteada con pasta, miel y romero

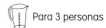 Para 3 personas

 Preparación: 15 minutos

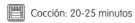 Cocción: 20-25 minutos

180 g de espirales integrales o semiintegrales
375 g de chirivías (unas 3 pequeñas)
1½ cucharadas de miel
4 ramitas de romero fresco
2 dientes de ajo cortados por la mitad
Aceite de oliva
Sal y pimienta

• Pelar las chirivías, cortarlas en finas rodajas
longitudinales y volver a cortarlas por la mitad.
• En una cacerola, llevar a ebullición agua con un poco de sal y un
chorrito de aceite de oliva. Cocer la pasta. Escurrir y, si es necesario,
añadir unas gotas de aceite de oliva para evitar que la pasta se pegue.
• En una sartén con un chorrito de aceite de oliva, sofreír el
ajo. Añadir las chirivías y el romero y salpimentar. Cocinar
13 minutos removiendo a menudo. Probar para comprobar
la cocción: la chirivía debe deshacerse en la boca.
• Añadir la miel al final de la cocción y mezclar
durante unos minutos para dorar la chirivía.
• Verter la pasta y la chirivía en una ensaladera.
Rectificar el aliño, si es necesario.

Sugerencia de degustación
Servir con una carne blanca.
Para aportar más frescor,
puedes espolvorear el plato
con ralladura de limón.

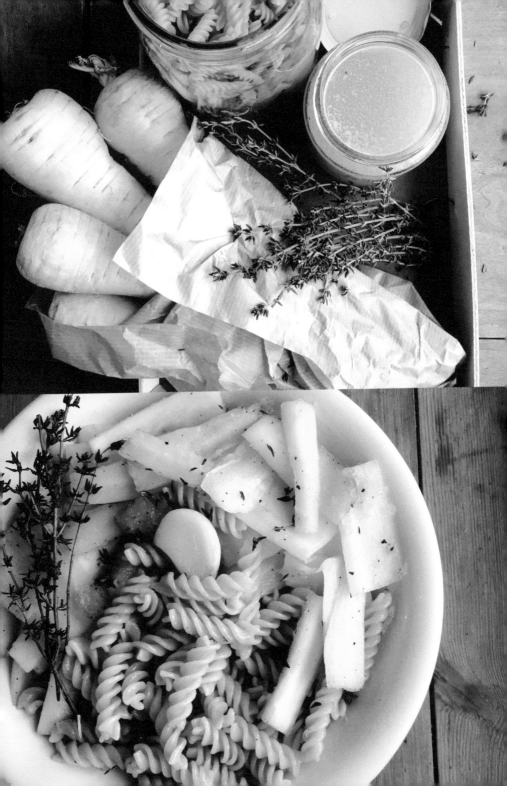

Brick de huevo, puerro lactofermentado, perejil y pimentón dulce

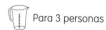 Para 3 personas

 Preparación: 15 minutos

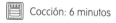 Cocción: 6 minutos

3 hojas de masa brick
3 cucharadas de perejil picado
6 cucharadas colmadas de puerros lactofermentados (p. 90)
3 huevos
Pimentón de Espelette
Aceite de girasol
Sal y pimienta

• Colocar una hoja de brick encima de un bol y hundirla un poco para formar un nido. Rellenar con una cucharada de perejil y 2 cucharadas de puerros y, después, cascar un huevo. Espolvorear con pimienta y añadir un poco de pimentón. Cerrar el paquete de brick plegándolo por los cuatro lados. Calentar aceite en una sartén. Darle la vuelta al bol sobre la mano con cuidado y meter el brick en la sartén con los pliegues hacia abajo. Freír 1 minuto por cada lado y depositarlo sobre papel absorbente para retirar el exceso de aceite.
• Repetir la operación con el resto de hojas de brick.
• ¡Servir enseguida, con la yema del interior aún líquida!

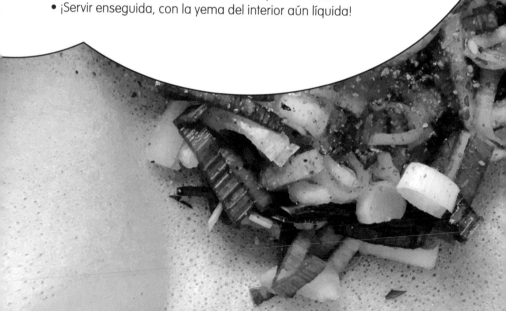

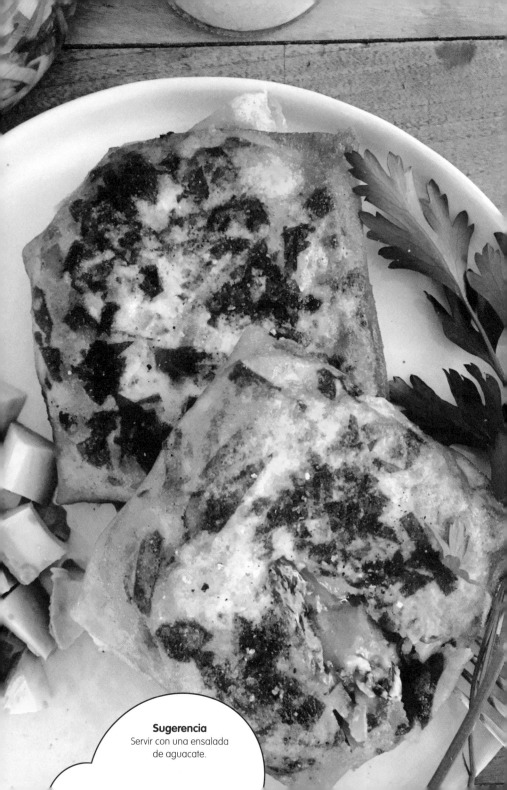

Sugerencia
Servir con una ensalada
de aguacate.

«Patatas fritas» de apionabo, avellanas y salsa gremolata

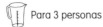 Para 3 personas   Preparación: 30 minutos   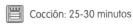 Cocción: 25-30 minutos

1 apionabo
½ diente de ajo pequeño
La cáscara de 2 limones ecológicos
La cáscara de 1 naranja pequeña ecológica
¼ de manojo de albahaca picada
¼ de manojo de menta picada
¼ de manojo de perejil picado
Aceite de oliva
Un puñadito de avellanas partidas en trozos
Sal y pimienta

• Precalentar el horno a 200 °C. Cortar el apionabo en dos y después en rodajas de 1,5 cm de espesor. Pelarlas y cortar unos bastoncitos de 1,5 cm de espesor para formar las «patatas fritas».
• Poner los bastoncitos en una bandeja de horno cubierta de papel sulfurizado. Verter por encima 3 cucharadas de aceite de oliva en forma de hilo. Salpimentar y mezclar enseguida. Hornear de 25 a 30 minutos.
• En un bol pequeño, mezclar 100 ml de aceite de oliva, el ajo picado, las hierbas, las cáscaras de limón y naranja, sal y pimienta.
• En el último momento, espolvorear con avellanas las «patatas fritas». Mojarlas en la salsa para tomarlas.

Sugerencia
Estas «patatas fritas» son ideales para acompañar un filete de pescado o un pollo asado.

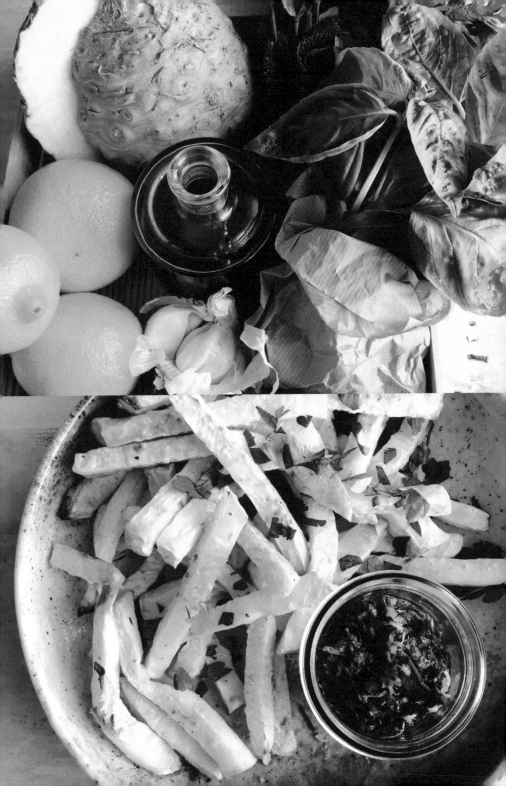

Salmón al horno con ensalada de quinoa y hierbas

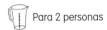 Para 2 personas

 Preparación: 20 minutos

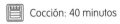 Cocción: 40 minutos

6 zanahorias
230 g de quinoa
3 cucharadas de aceite de oliva
⅓ de manojo de menta cortado en trozos grandes
½ manojo de eneldo cortado en trozos grandes
2 limones
2 lomos pequeños de salmón
Sal y pimienta

• Precalentar el horno a 200 °C.
• En una cacerola con agua y un poco de sal, cocer la quinoa según las indicaciones del paquete. Escurrir y reservar.
• Lavar las zanahorias. Colocarlas en una bandeja de horno, echar por encima un chorrito de aceite de oliva y salpimentar. Asarlas durante 35 minutos. Dejar enfriar.
• Disponer los lomos de salmón en una bandeja de horno. Verter un chorrito de aceite de oliva y añadir una pizca de sal y pimienta. Hornear 13 minutos a 200 °C.
• Verter la quinoa cocida en un bol grande y mezclar con las hierbas.
• Pelar un limón y hacer una incisión en cada gajo para sacarlos. Cortarlos en trozos y añadirlos a la quinoa. Rociar con un chorrito de aceite de oliva, sazonar y mezclar con cuidado.
• Repartir la quinoa en dos platos, añadir las zanahorias asadas, el salmón y medio limón para rociar el pescado.

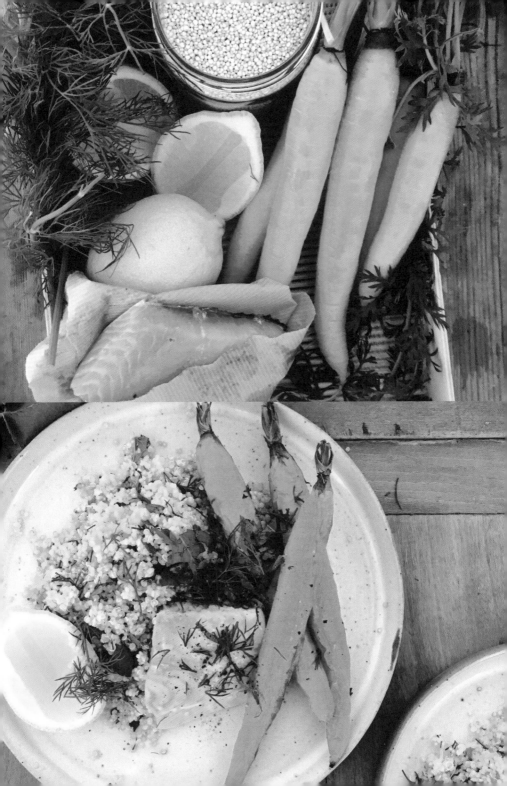

Curri indio con garbanzos, coliflor, especias y raita

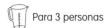 Para 3 personas   Preparación: 20 minutos   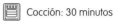 Cocción: 30 minutos

Curri
Los ramilletes de ½ coliflor pequeña
5 tomates pequeños cortados
en trozos grandes
1 manzana pequeña
pelada y rallada
1 cebolla amarilla rallada
230 g de patatas peladas
cortadas en trozos grandes
3 dientes de ajo enteros
100 g de garbanzos
cocidos o en conserva
1 cucharada de curri en polvo
1 cucharada de azúcar
2 cucharaditas de jengibre rallado
2 ramas de canela
1 cucharadita de cúrcuma
1 cucharada de comino
2 cucharadas de aceite de girasol

3 clavos de olor
1 guindilla pequeña seca
200 ml de agua
70 ml de nata de coco
½ manojo de cilantro
Raita
1 yogur probiótico
De ¼ a ½ diente de ajo
machacado (al gusto)
Unas hojas de menta
cortadas en trozos grandes
¼ de pepino pelado, sin
pepitas y rallado
1 cucharadita de comino
1 cucharadita de jengibre rallado
Sal y pimienta

• Para el curri, calentar el aceite en una sartén, añadir la cebolla, la manzana, el ajo, el jengibre, las especias, los clavos de olor y la guindilla seca machacada. Sofreír 5 minutos sin parar de remover.
• Añadir los tomates, el azúcar y los ramilletes de coliflor. Cocer unos 5 minutos y añadir el agua y las patatas. Cocinar tapado a fuego lento al menos 25 minutos.
• Añadir los garbanzos y apagar el fuego. Verter la nata de coco y mezclar con cuidado. Servir caliente con el cilantro cortado en trozos.
• Para la salsa raita, tirar el agua del yogur y verterlo en un cuenco. Añadir el ajo machacado, el comino, sal y pimienta, las hojas de menta, el jengibre y el pepino. Mezclar y rectificar el aliño, si es necesario.
• La raita sirve de guarnición.

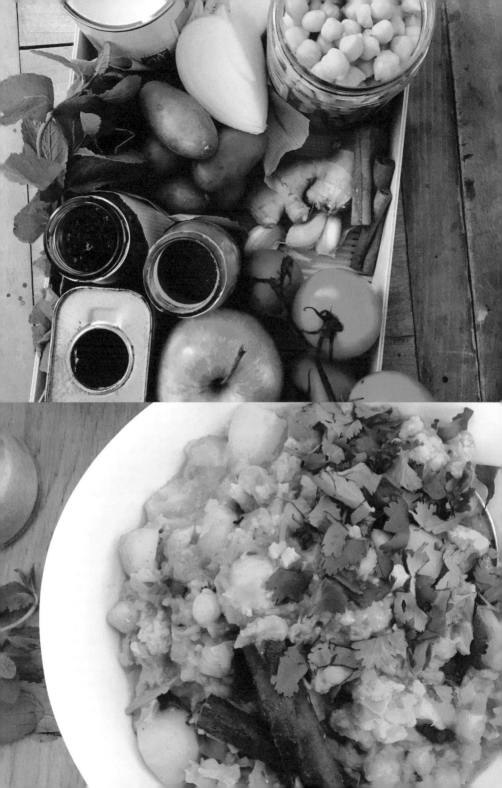

Pisto de plátano

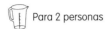 Para 2 personas
 Preparación: 20 minutos
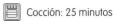 Cocción: 25 minutos

4 tomates grandes
3 dientes de ajo pelados y cortados en trozos grandes
1 berenjena cortada en dados
1 calabacín grande cortado en dados
1 plátano grande cortado en rodajas
3 ramitas de tomillo
2 cebollas peladas y cortadas en dados grandes
Aceite de oliva
Sal y pimienta

• Pelar los tomates (véase la técnica p. 230)
y cortarlos en trozos muy grandes.
• En una sartén alta, calentar 3 cucharadas de aceite de oliva y freír las cebollas y el calabacín hasta que estén tiernos. Sazonar y añadir un chorrito de agua para que se forme un poco de vapor y tapar. Reservar.
• Cocinar la berenjena con una cucharada de aceite de oliva de la misma forma que el resto de verduras. Reservar.
• En una sartén, calentar una cucharada de aceite de oliva y rehogar las rodajas de plátano a fuego medio, 2 minutos por cada lado. Reservar.
• En una sartén, calentar una cucharada de aceite de oliva, rehogar los trozos de tomate con el tomillo y el ajo. Sazonar. Cuando los tomates se ablanden (al cabo de unos 7 minutos), mezclar todas las verduras.
Por último, colocar las rodajas de plátano por encima.

¿Y para hacerlo más rápido?
Las verduras se cocinan por separado para evitar que se deshagan y pierdan su precioso color. ¡Pero, si quieres una versión exprés, puedes cocinarlo todo al mismo tiempo!

Un gran equipo
Los tomates, la berenjena y los calabacines hacen de este pisto un plato muy rico en fibra y en alimentos repletos de agua. Las cebollas, el plátano y el ajo aseguran el aporte de prebióticos.

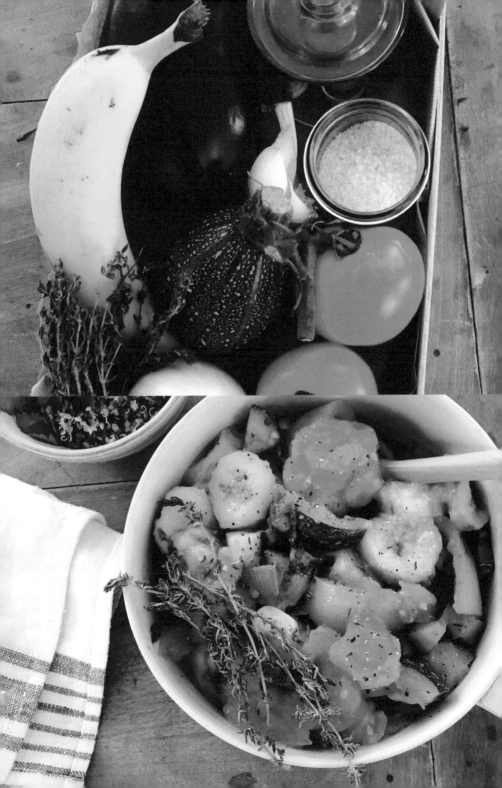

Pasta orzo con alcachofa, cebolla y tomates cherry

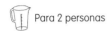 Para 2 personas

 Preparación: 20 minutos

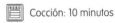 Cocción: 10 minutos

220 g de pasta orzo
120 g de alcachofas marinadas cortadas en rodajas
¼ de cebolla roja cortada en juliana
15 tomates cherry multicolor cortados por la mitad
2 huevos
Sal y pimienta
Aceite de oliva
3 ramitas de eneldo picadas finamente

• En una cacerola, llevar a ebullición el agua ligeramente
salada con unas gotas de aceite de oliva y cocer la pasta
según las indicaciones del paquete. Escurrir.
• Mezclar la pasta con los tomates cherry, las alcachofas en rodajas,
la cebolla roja, el eneldo y una pizca de sal y pimienta. Añadir un chorrito
de aceite de oliva y mezclar con cuidado. Repartir en los platos.
• Verter un chorrito fino de aceite de oliva en una sartén grande y
freír los huevos a fuego suave unos 3 minutos. La clara debe estar
hecha, y la yema, líquida. Colocar un huevo en cada plato.

Un gran equipo
La mezcla de probióticos (alcachofa y cebolla), de fibra
soluble repleta de agua (tomates) y de una hierba
medicinal con propiedades digestivas calmantes
(eneldo) aporta todo tipo de propiedades a este plato.
¡Y si quieres mejorarlo aún más, toma un
vaso de kéfir antes o después de comer!

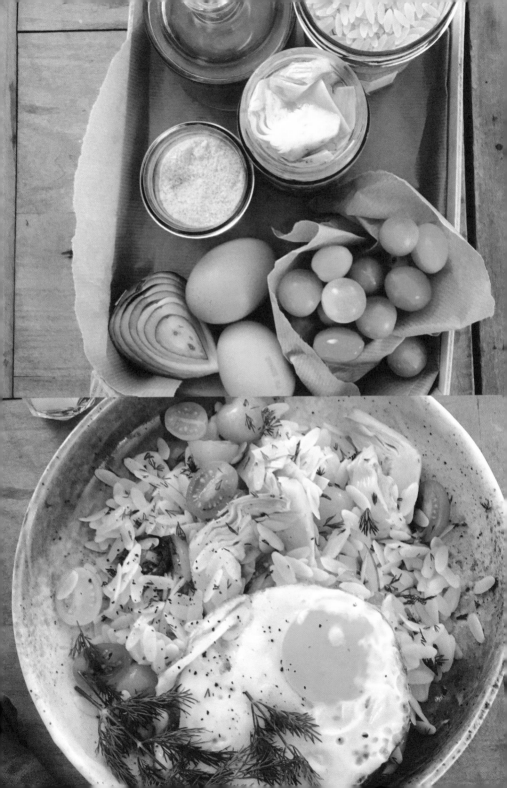

Espaguetis integrales con chirivía y hummus verde

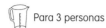 Para 3 personas   Preparación: 30 minutos   Cocción: 10 minutos

3 chirivías peladas y cortadas en rodajas
300 g de espaguetis intergrales o semiintegrales
250 g de garbanzos en conserva
180 g de tahini
30 ml de zumo de limón exprimido (1 limón pequeño)
1 cucharada de comino
½ diente de ajo
160 ml de caldo de verduras o de pollo
15 g de hojas de espinaca
12 hojas de albahaca
⅓ de manojo de perejil cortado en trozos grandes
1 manojo de canónigos
Aceite de oliva
Sal y pimienta

• Asar la chirivía en una sartén con un chorrito de aceite de oliva.
• En una batidora, meter los garbanzos, la salsa tahini, el zumo de limón, el comino, el ajo, las hojas de espinaca y la albahaca. Añadir un poco de caldo y batir. Incorporar poco a poco más caldo para obtener un hummus untuoso pero no líquido. Sazonar.
• Cocer la pasta según las indicaciones del paquete. Escurrir, dejar enfriar y ponerla en una ensaladera grande.
• Añadir la mitad del hummus, las rodajas de chirivía asada, los canónigos y el perejil.
• Servir el resto del hummus en un bol para que se añada en el plato al gusto.

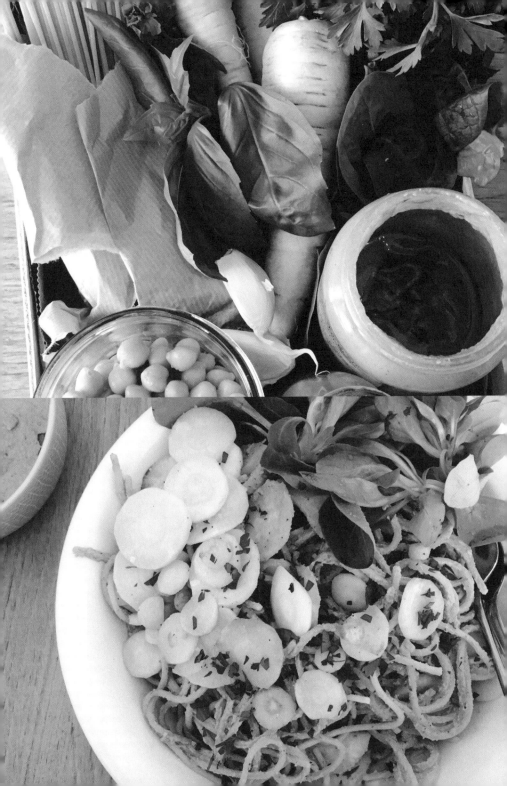

Espaguetis con salsa de tomate, salsifís y menta

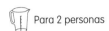 Para 2 personas

 Preparación: 15 minutos

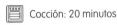 Cocción: 20 minutos

¼ de cebolla roja pelada y cortada en dados
230 g de salsifís (frescos o congelados)
170 g de espaguetis integrales o semiintegrales
5 tomates (unos 800 g)
3 ramitas de menta cortadas en trozos grandes
Sal y pimienta
Aceite de oliva

- Pelar los tomates (veáse la técnica p. 230) y cortarlos en trozos grandes.
- Sofreír la cebolla a fuego suave en una cacerola con un chorrito de aceite de oliva. Remover durante 2 minutos y, después, añadir los tomates y una pizca de sal y pimienta. Verter 50 ml de agua y cocinar a fuego suave durante 10 minutos.
- Cocer los espaguetis según las indicaciones del paquete. 7 minutos antes de que los espaguetis terminen de cocerse, añadir los salsifís. Escurrir.
- Reservar un tercio de los salsifís para decorar y cortar el resto en rodajas. Añadirlas a la salsa de tomate.
- Servir los espaguetis con la salsa de tomate y los salsifís. Espolvorear con la menta y servir.

¡Qué bueno es para el intestino!
Los salsifís aportan prebióticos, y la menta estimula y relaja la digestión.

Sugerencia
Si quieres una comida completa, acompaña este plato con un filete de caballa ahumada para obtener un aporte de omega 3 y proteínas.

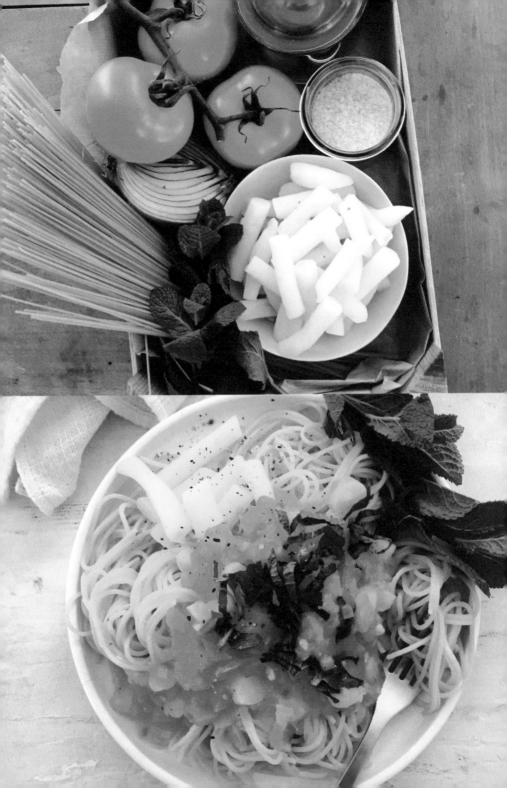

Risotto de champiñones y tomillo

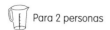 Para 2 personas

 Preparación:
20 minutos

 Cocción:
20-25 minutos

140 g de arroz Carnaroli
200 g de champiñones (frescos o en conserva)
2 cucharadas de aceite de oliva
20 g de mantequilla
1 cebolla amarilla picada finamente
1 diente de ajo pequeño entero
500 ml de caldo de pollo o de verduras
½ manojo pequeño de cebollino
2 ramitas de tomillo
Sal y pimienta

• Escurrir los champiñones si son en conserva, o limpiarlos si son frescos (retirar el pie y pelarlos). Cortarlos en cuatro.
• En una sartén, verter el aceite de oliva y rehogar los champiñones removiendo a menudo. Sazonar. Retirar del fuego cuando estén *al dente* y ligeramente dorados.
• En una cacerola grande, cocinar a fuego suave durante unos minutos la mantequilla, el diente de ajo entero, el tomillo, la cebolla y el arroz. Cuando el arroz esté traslúcido, verter un cucharón de caldo y remover hasta que se absorba por completo. Repetir la operación hasta que el arroz esté *al dente*.
• Añadir los champiñones. Sazonar.
• Servir en unos boles con el cebollino y tomar enseguida.

Sugerencia
Para aportar frescor al plato, puedes
rallar la cáscara de 1 limón encima.

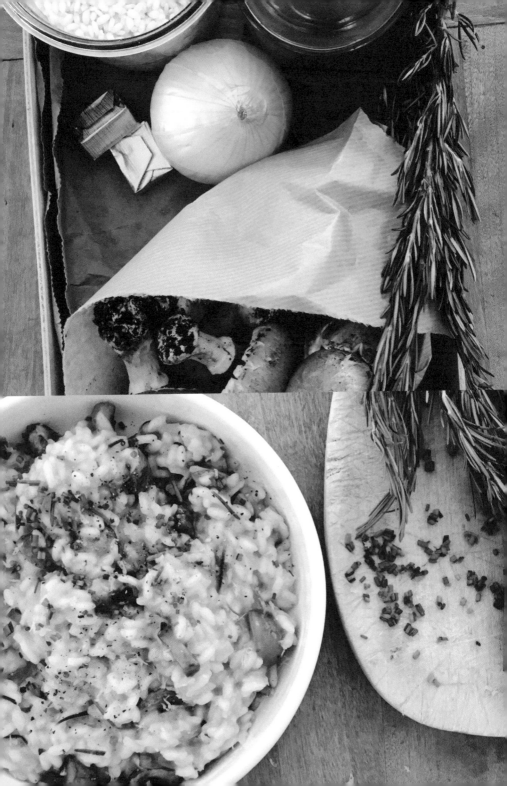

Risotto de calabacín, manzanilla y albahaca

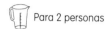 Para 2 personas

 Preparación:
20 minutos

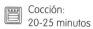 Cocción:
20-25 minutos

140 g de arroz Carnaroli
220 g de calabacines verdes o amarillos cortados en rodajas
2 cucharadas de aceite de oliva
20 g de mantequilla
1 cebolla amarilla picada finamente
1 diente de ajo entero pelado
500 ml de caldo de pollo o de verduras
5 flores de manzanilla secas (o 1 bolsita de infusión de manzanilla)
½ manojo de cebollino
10 hojas grandes de albahaca
Sal y pimienta

• Preparar el caldo, añadir la manzanilla y dejar en infusión 3 minutos.
• Saltear los calabacines en una sartén con un chorrito de aceite
de oliva. Sazonar. Cocinar unos minutos removiendo a menudo.
Los calabacines deben estar *al dente* y ligeramente dorados.
• En una cacerola grande, poner la mantequilla, el ajo y la cebolla
y sofreír a fuego suave. Cuando el arroz esté traslúcido, verter
un cucharón de caldo y remover hasta que se absorba por completo.
Repetir la operación hasta que el arroz esté *al dente*. Añadir los
calabacines y unas cuantas hierbas. Sazonar.
• Servir en unos boles con el resto de hierbas y tomar enseguida.

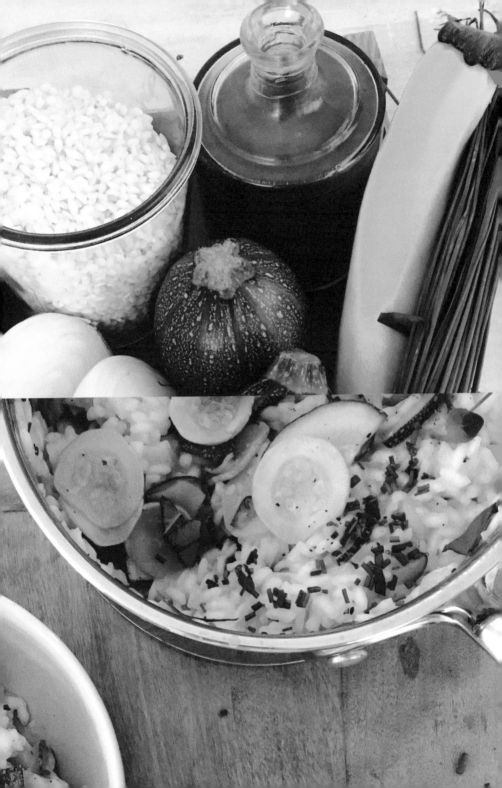

Espaguetis integrales con salsa boloñesa de pollo y verduras

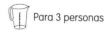 Para 3 personas

 Preparación:
20 minutos

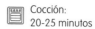 Cocción:
20-25 minutos

2 filetes de pollo (unos 200 g)
300 g de espaguetis integrales o semiintegrales
500 ml de puré de tomate
1 cebolla
3 cucharadas de kétchup
1 cucharada de albahaca seca
½ manojo de albahaca
1 racimo de tomates cherry
1 cucharada de alcaparras
1 zanahoria grande pelada y cortada en daditos
2 cucharadas de azúcar
1 chorrito de aceite de oliva
Sal y pimienta

- Con un cuchillo o un robot de cocina, picar finamente la cebolla y el pollo.
- Sofreír la cebolla en una cacerola con un chorrito de aceite de oliva hasta que esté traslúcida. Añadir el pollo y remover bien.
- Verter el puré de tomate, el kétchup, la albahaca, las alcaparras, los dados de zanahoria, el azúcar y 100 ml de agua. Sazonar y cocer a fuego lento de 20 a 25 minutos.
- Mientras tanto, cocer la pasta según las indicaciones del paquete.
- Añadir a la salsa de tomate los tomates cherry y unas cuantas hojas de albahaca partidas. Cocer 5 minutos más. Rectificar el aliño, si es necesario.
- Espolvorear con hojas de albahaca y servir.

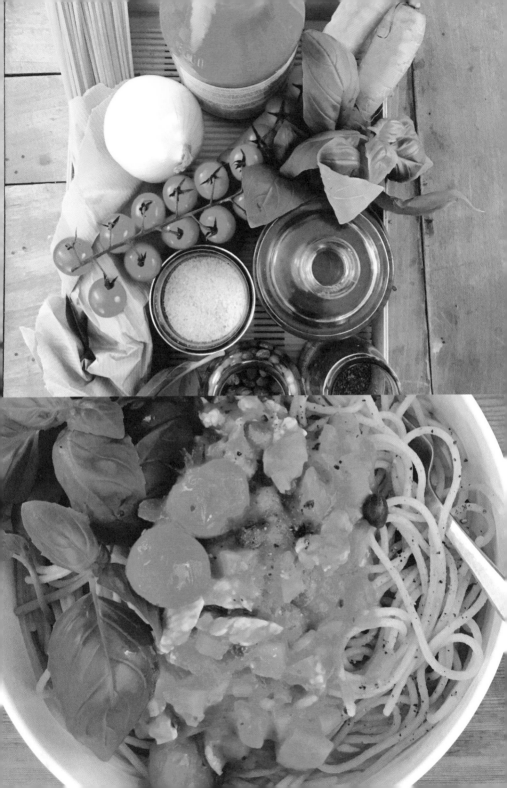

Tallarines con crema de aguacate, calabaza asada y albahaca

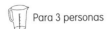 Para 3 personas

 Preparación: 25 minutos

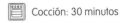 Cocción: 30 minutos

170 g de tallarines semiintegrales
1 aguacate grande
El zumo de ¼ de limón
1 calabaza pequeña
½ manojo de albahaca picada
Aceite de oliva
Sal y pimienta

- Cocer la pasta según se indique en el paquete. Escurrir, añadir unas gotitas de aceite de oliva y reservar.
- Precalentar el horno a 200 °C. Lavar la calabaza, cortarla por la mitad, quitar las pepitas y cortarla en rodajas de unos 3 cm de grosor. Colocarlas en una bandeja de horno cubierta de papel sulfurizado. Verter sobre las rodajas un chorrito de aceite de oliva, sazonar y hornear de 25 a 30 minutos: tienen que quedar tiernas y doradas.
- En un bol, aplastar la carne del aguacate hasta conseguir un puré fino, añadir el zumo de limón y una pizca de sal y pimienta.
- En una fuente grande, disponer los tallarines, la albahaca y la crema de aguacate. Mezclar despacio con una cuchara para que la pasta se empape de la salsa.
- Servir junto con las rodajas de calabaza asada y espolvorear la albahaca. Rectificar la sazón, si es necesario.

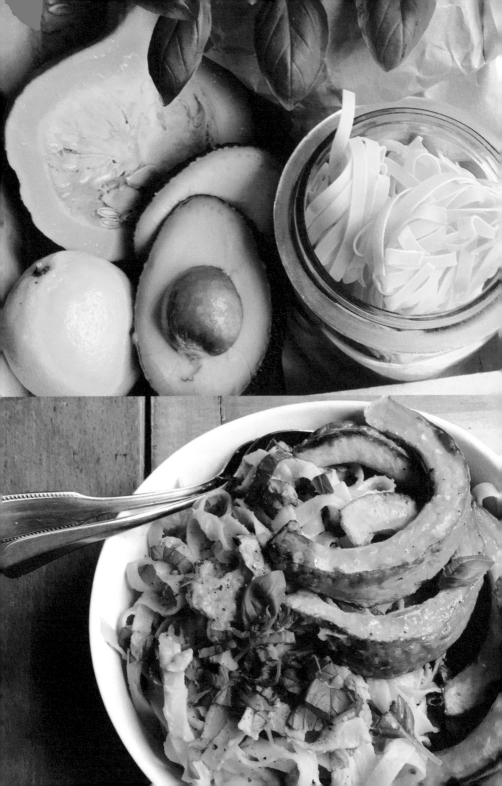

Divercuestionario

«¿Qué intestino eres?»

Pregunta 1
¿Te sientes en forma después de una comida copiosa?
A. Si tengo hambre, como. Me gusta pegarme una comilona. ¡La gente se hace demasiadas preguntas hoy en día!
B. Así, así... Pero imagino que a todo el mundo le pasa lo mismo, ¿no? La vida no es un camino de rosas.
C. Las comidas copiosas son las peores, es mi kryptonita. Sobre todo, es una pesadilla comer en casa de mis abuelos. Sus comidas dominicales me dejan para el arrastre: primero, los embutidos, después, el pollo asado con patatas gratinadas y, para terminar, el tiramisú...
D. Sea copiosa o ligera, siempre padezco muchas molestias después de comer.

Pregunta 2
¿Sueles tener mal aliento?
A. No lo sé, ¡creo que no! Si ocurre, espero que los demás me lo digan.
B. Sí, de vez en cuando. Y las desgracias nunca vienen solas...
C. Por desgracia, sí, muy a menudo. Ya no sé qué hacer, he probado de todo, pero estoy muy cansado para pedir consejo a los demás.
D. Sí, creo que está relacionado con el resto de mis dolencias, pero aún no me he puesto a buscarle una solución.

Pregunta 3
Cuando oyes hablar de los probióticos, en tu entorno o en los medios de comunicación, ¿qué piensas?
A. ¡Que a uno ya no le dejan en paz! ¡Siempre hay algún producto milagro que nos quieren vender!
B. Me suena un poco... Al parecer, influye en el estado mental. ¡Pero, bueno, primero hay que encontrarlos, y seguro que es complicado![1]
C. Escuché un programa de radio en el que hablaban de este tema: ¡es increíble! Ese microcosmos intestinal puede ser una fuente protectora de nuestra salud y ayudarnos en caso de patología grave. Quiero comprarlos para comprobar si ya no siento tanta angustia y dolor cuando voy al baño.
D. Me apunto a todo lo que pueda mejorar mi estado de salud, ¡ya estoy harto!

---

1. ¡En absoluto! Los encontrarás a la venta en la farmacia más cercana.

Pregunta 4
Un amigo te pide que le compres remolacha lactofermentada. ¿Qué haces?
A. Le contesto que tengo otras cosas mejor que hacer antes que buscar por ahí leche de remolacha.
B. Espero que no engorde, porque últimamente he cogido peso. ¿Cómo? Ni idea, es un misterio.
C. Al parecer, puede ser eficaz en caso de mal aliento y estreñimiento o heces blandas, gracias a sus cepas de bacterias intestinales beneficiosas. Mmm..., ¡siento mucha curiosidad!
D. ¿Funcionará también para las crisis de ansiedad y el miedo que tengo a vomitar?

Pregunta 5
¿El dolor de cabeza forma parte de tu día a día?
A. ¡Después del supersolomillo de ternera y las tres copas de vino de anoche, me tomo dos aspirinas y adiós!
B. Seguramente se deba a mis trastornos de sueño. ¡Anoche volví a levantarme y arrasé con todas las chucherías que encontré en la cocina!
C. Tendría que beber más agua a lo largo del día. He leído que la deshidratación provoca dolor de cabeza y que es una de las principales causas del estreñimimento.
D. No me gusta tener que beber mucha agua: ya he perdido bastante peso, apenas tengo apetito y temo que el agua me llene aún más.

Pregunta 6
¿Qué aspecto tienen tus heces?
A. ¡Menuda pregunta! Mis heces nunca son iguales: un día son como bolitas duras, al siguiente son muy blandas y a veces me paso varios días sin ir al baño... ¡Vamos, sin problema!
B. En mi caso, las heces son más bien duras y secas como canicas, o muy abultadas.
C. La última vez que miré me dio miedo: vi que tenían un leve color naranja o gris. También suelo tener diarrea. No hay quién entienda la naturaleza...
D. Voy al baño varias veces al día y nunca sé qué me espera en cuanto a la consistencia. Una cosa es segura: siempre tengo la sensación de no haber terminado, así que lo intento a menudo.

Pregunta 7
¿Qué piensas de los prebióticos?
A. No hay nada como el chucrut, ¡sobre todo con muchas salchichas!

B. Los pocos momentos en que me siento de mejor humor es al comer verduras. ¡Voy a llevar la lista de las verduras prebióticas en la cartera para tenerla siempre a mano cuando haga la compra!

C. No soy un gran amante de las verduras, pero estoy harto de quedarme sin energía después de comer. Voy a pedir a mi pareja que me las prepare.

D. De momento, nada… Te lo diré cuando los haya probado, pero solo lo haré por mis trastornos intestinales.

Pregunta 8
¿La fibra está presente en tus platos?
A. ¡Mi fibra preferida son las patatas fritas! ¡Ñam!

B. En general, me apetecen más los dulces, sobre todo cuando cojo algún virus (gripe, constipado, etc.), lo que me sucede a menudo. Soy partidario de comer más fibra y más a menudo.

C. Al parecer, tomar fibra junto con agua puede mejorar la digestión y las heces en mal estado. Me interesa mucho, cuéntame sus propiedades...

D. Tal vez no coma demasiada, ¡voy a tomar cereales integrales para desayunar, fruta y verdura, y beber mucha agua para atenuar mis dolores de estómago!

Pregunta 9
¿Crees que las hierbas medicinales pueden mejorar tu estado?
A. ¡Que se lo digan a los monjes chinos!

B. Parece que sus propiedades intestinales influyen en el humor. Me tienta, porque ahora lo veo todo negro.

C. Tal vez hagan el milagro de mejorar mi aliento y de eliminar mi cansancio.

D. Necesito imperativamente eneldo y manzanilla, que tienen efectos calmantes y antiespasmódicos para mi pobre sistema digestivo.

Pregunta 10
¿Podrías integrar fácilmente las enzimas en tu día a día?
A. ¿Quién dice que las necesite?

B. Espero que las tengan en el supermercado porque, si no, no sé muy bien dónde encontrarlas [*suspiro*]…

C. Es facilísimo: un bote de pepinillos, un limón, piña ¡y adiós a las digestiones lentas y dolorosas!

D. Las enzimas serían bienvenidas en mi vida, ya que he leído que pueden mejorar el reflujo y los problemas cutáneos.

¡Ahora toca el diagnóstico!

Si tienes mayoría de A

Estás en otro plano. Pareces formar parte de los afortunados que tienen unos intestinos en plena forma y que raramente les dan problemas. Si no te preocupa el buen funcionamiento de tu cuerpo, al menos no te olvides de cuidarte. El cuerpo no es una máquina, y una cura de vitaminas o de probióticos reforzará tu sistema digestivo, sobre todo si sueles excederte en las cantidades. ¡Siempre es más fácil prevenir y proteger que reconstruir!

Si tienes mayoría de B

Tu caso es parecido al de Anne (que no era feliz). Necesitas salir de esa burbuja en la que estás encerrado pero, de momento, tienes la sensación de estar haciendo una pausa, ya que el cansancio te ha superado.

¡Pero hoy vas a tener buenas noticias! Los probióticos y los alimentos ricos en triptófanos cambiarán tu vida. Vuelve a leer el caso de Anne en la página 71 y sigue los consejos que se dan.

Si tienes mayoría de C

Tienes similitudes con Antoine, el gatito dormilón, y Lisa, la del mal aliento. Estás luchando contra una digestión lenta y a veces dolorosa, contra los olores que salen por arriba y por abajo… ¡No es en absoluto lo ideal!

Decántate por una cura de probióticos, toma enzimas antes de las comidas y bebe mucha agua para hidratarte: ¡verás la vida un poco más de color de rosa! Lee de nuevo el caso de Antoine en la página 53 y el de Lisa en la página 59 para recibir consejos más detallados.

Si tienes mayoría de D

Tienes similitudes con Mark, que padece SCI. Tu digestión no es precisamente un río en calma; tu sistema digestivo es muy reactivo y no te permite comer lo que te apetece... De hecho, ya no sabes cómo alimentarte sin que tu intestino te haga chantaje (dolores diversos, problemas digestivos, etc.). Ante todo, no lo sufras solo: consulta a un especialista (dietista, alergólogo, gastroenterólogo) que te ayudará. Mientras llega esa necesaria ayuda médica, y para empezar a adquirir buenos hábitos, lee el caso de Mark en la página 77: los probióticos, cepas de bacterias intestinales beneficiosas, ¡son milagrosos!

Páginas web y libros para profundizar en el tema

- Página web de FACE, Federación de Asociaciones de Celíacos de España: **www.celiacos.org**
- Sobre la intolerancia a la lactosa, la página **www.lactosa.org**
- Sobre las enfermedades inflamatorias crónicas del intestino, como la enfermedad de Crohn y la colitis ulcerosa, la página **geteccu.org; geteccu.org/pacientes,links-de-interes-para-pacientes**
- Te recomiendo que leas un PDF excelente en la página web de la Afa > Médiathèque > À télécharger > Fascicules > **«Papa, maman, ma MICI et moi»**
- Página web de AESII, la asociación de pacientes que padecen el síndrome del colon irritable: **www.aesii.es**
- La página sobre la dieta baja en FODMAP (para aliviar el síndrome del colon irritable) en el sitio web: **www.dolor-abdominal.com/nutrisiia/tables/tabla-dieta-baja-fodmaps.**

Test de intolerancia alimentaria:
www.yorktest.com (laboratorio inglés)

Sobre el SBI (sobrecrecimiento bacteriano intestinal):
- Libro: ***Breaking the Vicious Cycle,* de Elaine Gottschall**
- Libro: **A New IBS Solution, de Mark Pimentel**
- **www.thefood.md.com** (página web en inglés) del doctor Gerry Mullin

Sobre la relación entre el sistema nervioso entérico y ciertas enfermedades graves, recomiendo leer los siguientes artículos científicos:
- **«Treatment for Helicobacter Pylori Infection and Risk of Parkinson's Disease in Denmark»**, H. H. Nielsen, *European Journal of Neurology*, junio de 2012, Volumen 19(6), pp. 864-869.
- **«La microbiota como agente inductor de la obesidad, la inflamación sistémica y la resistencia a la insulina»**, Escobedo G., López-Ortiz E. y Torres-Castro I., *Revista de Investigación Clínica*, septiembre y octubre de 2014, 66(5), pp. 450-9.

Para más recetas y artículos sobre alimentación y salud, puedes consultar la página web (en inglés) del doctor Mark Hyman (médico, autor de varios libros, reconocido sobre todo en el ámbito de la medicina funcional): **www.drhyman.com**

Índice

Índice temático

Índice de ingredientes

Agradecimientos

Gracias a...
Lou, mi razón de ser.
Mi familia, ¡por apoyarme en mis pequeñas –y grandes– locuras!
Muchísimas gracias a Anne Lily y a Fred, que se han enfrentado al gran reto de descifrar mi texto, ¡el mundo debe de estar loco, porque lo habéis conseguido!
Rose-Marie y Emmanuel por haber pensado en mí para este proyecto: ¡gracias infinitas!
Anne, ¡por haberse hecho cargo de este proyecto con entusiasmo y rigor!
Jane, por sus ilustraciones, ¡garantizan el buen humor!
Mis profesores, auténticos transmisores de sabiduría.
Mis amigos de Montmartre, cobayas locales, ¡salvo un pequeño contratiempo, todos seguís vivos!
Fred, (por tu ayuda).
Alisa y a su familia.
Benjamin y a Delphine, por los gránulos de kéfir y su receta, ¡procedentes de Lille!
Bénédicte, ¡por estar ahí cuando la cocina está que arde! (Tú ya sabes a qué me refiero...).
Lily, por tu valiosa ayuda cerebral
Patrick, (¡mi ángel de la guardia informático y experto en temas de salvaguardia digital!).
Didier, ¡por tus ánimos y ayuda con los estilismos!
Benoît, en São Paulo, ¡por tu valiente papel de cobaya catadora de verduras fermentadas!
David, por tus buenos consejos fotográficos.
Anne y a Benoît, por su licuadora.
Mark, ¡por dejarme contar tu historia!
Franck, repartidor de esperanza, ¡la sabiduría aparece detrás de cualquier esquina!
Amaury, por los utensilios de cocina: Tools & Aubecq: ¡cacerolas y sartenes de calidad!
Muchísimas gracias a Aurélie y a todo el equipo de Marabout por haber hecho posible este libro.

Biografía de la autora

LENE KNUDSEN es danesa-coreana y reside en París. Desde 2002 se dedica a la dietética y a la cocina. Una salud frágil y numerosas intolerancias la llevaron a investigar qué tipo de alimentos debía tomar para aumentar la energía de su cuerpo y, en particular, su intestino. Desde entonces, ha buscado y probado numerosas recetas con alimentos que favorecen la flora intestinal, y ese cambio de alimentación y de estilo de vida supuso un verdadero renacimiento para ella.

Para más información: Lene Knudsen **www.lameringuerie.format.com**